常见病的治疗与调养丛书

糖尿病的治疗与调养

上海科学技术文献出版社

Shanghai Scientific and Technological Literature Press

大字本

三分治 七分养

图书在版编目(CIP)数据

糖尿病的治疗与调养 / 冯健编. —上海:上海科
学技术文献出版社,2018
ISBN 978 - 7 - 5439 - 7650 - 4

Ⅰ.①糖… Ⅱ.①冯… Ⅲ.①糖尿病 - 防治
Ⅳ.①R587.1

中国版本图书馆 CIP 数据核字(2018)第 125917 号

组稿编辑:张　树
责任编辑:苏密娅

糖尿病的治疗与调养

冯　健编

*
上海科学技术文献出版社出版发行
(上海市长乐路 746 号　邮政编码 200040)
全 国 新 华 书 店 经 销
四川省南方印务有限公司印刷
*
开本 700 × 1000　1/16　印张 15.75　字数 315 000
2018 年 7 月第 1 版　　2018 年 7 月第 1 次印刷
ISBN 978 - 7 - 5439 - 7650 - 4
定价:45.00 元
http://www.sstlp.com

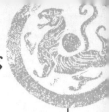

目　录

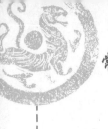

糖尿病的诊断与治疗　13

糖尿病的治疗与调养

糖尿病患者的保养与保健　49

糖
尿
病
的
治
疗
与
调
养

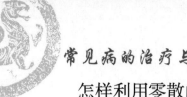

糖尿病患者的饮食调养 / 117

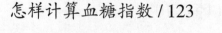

糖
尿
病
的
治
疗
与
调
养

糖尿病的治疗与调养

认识糖尿病

糖尿病是由遗传因素、免疫功能紊乱、微生物感染及其毒素、自由基毒素、精神因素等各种致病因子作用于机体导致胰岛功能减退、胰岛素抵抗等因素，引发的糖类、蛋白质、脂肪、水和电解质等一系列代谢紊乱综合征。

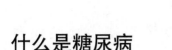

什么是糖尿病

糖尿病是由遗传因素、免疫功能紊乱、微生物感染及其毒素、自由基毒素、精神因素等各种致病因子作用于机体导致胰岛功能减退、胰岛素抵抗等因素，引发的糖类、蛋白质、脂肪、水和电解质等一系列代谢紊乱综合征。医学上称为糖尿病。临床上以高血糖为主要特点，典型病例可出现多尿、多饮、多食、消瘦等表现，即"三多一少"症状。

糖尿病的形成原因是什么

糖尿病的病因十分复杂，但归根到底是由胰岛素绝对及相对缺乏，或胰岛素抵抗引起的。因此，在胰岛 β 细胞产生胰岛素、血液循环系统运送胰岛素以及靶细胞接受胰岛素并发挥生理作用这三个步骤中，如果任何一个发生问题，均可引起糖尿病。

（1）胰岛 β 细胞水平。由于胰岛素基因突变，β 细胞合成变异胰岛素，或 β 细胞合成的胰岛素结构发生变化，不能被蛋白酶水解，均可导致 2 型糖尿病。而如果 β 细胞遭到自身免疫反应或化学物质破坏，细胞数减少，合成胰岛素很少或根本不能合成胰岛素，则会出现 1 型糖尿病。

（2）血液运送水平。血液中抗胰岛素物质增加，可引起糖尿病。这些对抗性物质可以是胰岛素受体抗体，受体与其结合后，不能与胰岛素结合，因而胰岛素不能发挥生理作用。激素类物质也可对抗胰岛素的作用，如儿茶酚胺。皮质醇在

糖尿病的治疗与调养

血液中的浓度升高时,也可导致血糖升高。

(3)靶细胞水平。受体数量减少或受体与胰岛素亲和力降低以及受体的缺陷,均可引起胰岛素抵抗以及代偿性高胰岛素血症,最终使 β 细胞逐渐衰竭,血浆胰岛素水平下降。胰岛素抵抗在 2 型糖尿病的发病机制中占有重要地位。

糖尿病可分哪些类型

一般来说,糖尿病可分为以下 4 种类型,即:1 型糖尿病、2 型糖尿病、妊娠期糖尿病和其他特殊类型糖尿病。

1.1 型糖尿病的特点

患者体内只能产生少量或者不能产生胰岛素。虽然这类糖尿病可以发生于任何年龄段,但多见于儿童和青年人群中。在我国糖尿病患者中,此型只占一小部分。由于这类糖尿病患者必须用胰岛素治疗,因此又称胰岛素依赖型糖尿病。

2.2 型糖尿病的特点

患者体内不能分泌足量的胰岛素以满足身体的需要,或产生的胰岛素不能有效地发挥作用,从而导致血糖升高,久而久之,会出现一系列并发症,如眼睛、肾脏、心脏和大血管病变等。这类患者约占我国糖尿病总人数的 95%,由于它多发于成年人群中,因此又称为成年发病型糖尿病。

3.妊娠期糖尿病的特点

多发生于妇女妊娠期间。临床数据显示,有 2% ~ 3%的女性在怀孕期间会患上糖尿病,有近 35%的妊娠妇女会出现妊娠期糖尿病征象,而且可能会发展成为 2 型糖尿病。

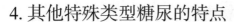

4.其他特殊类型糖尿的特点

特殊类型糖尿病，主要指基因缺陷、其他内分泌疾病、不当使用药物及化学品、感染等原因所引起的各种糖尿病。

目前糖尿病在全世界发展趋势是怎样的

随着社会和经济的发展，生活水平的提高，生活模式的现代化，社会的老龄化，糖尿病在全世界的发病率有逐年增高的趋势，在发达国家已被列为继心血管疾病及肿瘤之后的第三大疾病。

糖尿病可产生哪些危害

目前，糖尿病对人类的最大健康危害是在动脉硬化及微血管病变基础上产生的多种慢性并发症，如糖尿病性心脏病、糖尿病性肢端坏疽、糖尿病性脑血管病、糖尿病性肾病、糖尿病性视网膜病变及神经病变等。据专家统计，糖尿病患者群中失明者比正常人群中多 10～25 倍，目前糖尿病性视网膜病变已成为四大主要致盲疾病之一；糖尿病患者群中坏疽和截肢者比正常人群中多 20 倍；糖尿病患者较非糖尿病者心血管系统发病率与病死率高 2～3 倍；糖尿病性肾病导致肾功能衰竭者比单纯肾病导致肾功能衰竭者多 17 倍。总之，糖尿病及其慢性并发症对人类健康的危害是十分严重的，已经引起了世界医学界的高度重视。

糖尿病的治疗与调养

哪些人应警惕糖尿病的发生

（1）家族中尤其是父母、同胞兄妹等直系亲属（指一级直系亲属）患有糖尿病者。

（2）有巨大胎儿（4千克以上）生产史的妇女或有外阴瘙痒史者。

（3）40岁以上的体态肥胖、缺乏锻炼者。

（4）患有冠心病、高血压病、高血脂，或出现四肢麻木、下肢溃烂等症状者。

（5）经历应激状态者。应激是指在某些因素（如精神紧张、创伤、感染、休克、手术、心肌梗死等）对人体施加压力时，人体产生抵抗的一种现象。应激时体内对抗胰岛素的激素如胰升糖素、生长激素、肾上腺素及肾上腺皮质激素分泌增加，使血糖增高、尿糖增多。

糖尿病的症状是什么

糖尿病的症状总的来说就是"三多一少"。所谓"三多"，是指"多食、多饮、多尿"，"一少"则指体重逐渐减少。

糖尿病患者为什么会产生多食现象

由于糖尿病患者大量尿糖丢失（每日可失糖500克以上），机体会处于半饥饿状态，能量缺乏就需要补充，进而引起食欲亢进，食量增加的现象。同时又因高血糖刺激胰岛素分泌，因而患者易产生饥饿感，食欲亢进，老有吃不饱的感觉，甚至每天要吃五六次饭，主食量可达 1 ~ 1.5 千克，副食也比正常人明显增多。即便是这样，仍不能满足食欲。

糖尿病患者为什么会产生多饮现象

多饮：由于多尿，水分丢失过多，发生细胞内脱水，刺激口渴中枢，出现烦渴多饮，饮水量和饮水次数都增多，以此补充水分。排尿越多，饮水也越多，形成正比关系。

糖尿病患者为什么会多尿

糖尿病患者特点之一就是尿量增多，每昼夜尿量可达3000 ~ 5000 毫升，最高可达 10000 毫升以上。排尿次数也随之增多，1 ~ 2 小时就可能小便 1 次，有的患者甚至每昼夜可达 30 余次。这是由于糖尿病患者血糖浓度增高，体内不能被充分利用，特别是肾小球滤出而不能完全被肾小管重新吸收，以致形成渗透性利尿，出现多尿。血糖越高，排出的尿糖越多，尿量也越多。

糖尿病患者体重减少原因是什么

这是由于患者体内胰岛素不足，机体不能充分利用葡萄糖，使脂肪和蛋白质分解加速来补充能量和热量。其结果使体内碳水化合物、脂肪及蛋白质被大量消耗，再加上水分的丢失，于是发生患者体重减轻、形体消瘦的情况，严重者体重在短期内甚至可下降数十斤，以致疲乏无力，精神不振。同样,病程时间越长,血糖越高;病情越重,消瘦也就越明显。

怎样通过现象判断自己是否患上糖尿病

在发展至重度糖尿病前,患者通常会出现一些早期症状,出现以下症状就要引起患者的警惕:

(1)短期内体重减轻或身体消瘦而又无明显原因,尤其是体重突然明显减轻的肥胖者,最好立即检测血糖或进行糖耐量试验,以判定是否患有糖尿病或糖耐量降低。

(2)肢体出现溃疡或皮肤反复出现疮疖痈肿,经治疗效果不佳者,应进行血糖检测,以确定是否为糖尿病引起的皮肤病变。

(3)在餐前经常出现乏力、心慌、颤抖、多汗、饥饿感明显等症状,且无明显原因者,应进行血糖检测,以诊断是否为高血糖后的低血糖反应。

(4)在无明显原因的情况下,出现视力下降、视物模糊、双目干涩者,应积极检查眼底和血糖,以确定是否为糖尿病性眼底病变。

(5)外阴部皮肤瘙痒且反复发作,或有尿频、尿急、尿痛症状,经妇科治疗或抗感染治疗后效果不明显者,也应检测血糖,以明确是否为糖尿病阴道炎或糖尿病并发泌尿系感染。

(6)在不明原因的情况下,男子阳痿、性欲减退,女子闭经或月经紊乱且经治疗效果不佳者,应进行血糖检测,以确定是否为糖尿病所致。

(7)对于有以下病史、症状、体征者,要经常检测血糖或糖耐量，以明确是否患有糖尿病或糖耐量降低：① 有糖尿病家族史，年龄已超过 40 岁，身体又呈中度以上肥胖者；② 有分娩巨大婴儿（婴儿体重超过 4 千克）病史者；③ 有妊娠并发症者，如多次流产、妊娠中毒症、胎死宫内，特别是婴儿先天性畸形以及胎儿尸检时发现有胰岛增生或胰岛炎症；④ 有胰腺手术或外伤史，或有反复发作的慢性胰腺炎及肝炎、肝硬化者；⑤ 有内分泌系统疾病，特别是功能亢进的内分泌疾病如甲状腺功能亢进者；⑥ 有长期使用皮质激素类药物史或高糖饮食史，体形又偏于肥胖者。

女性患糖尿病前会出现哪些症状

由于生理特征的原因，女性糖尿病患者早期常会出现一些与男性患者不同的症状：

（1）腰臀比例增大。中年以上妇女正常腰围与臀围比例为 0.70～0.85，若比例大于 0.85，则要警惕是否患有糖尿病。

（2）阴部瘙痒。糖尿病患者由于胰岛素分泌相对或绝对不足，导致血液中葡萄糖浓度升高。当葡萄糖浓度超过肾糖阈时，部分葡萄糖就会从尿液中排出，这给真菌的生长繁殖创造了有利条件，很容易导致炎症，出现瘙痒症状。

（3）性功能出现障碍。这是由于糖尿病患者供应会阴部的营养动脉发生硬化，使管腔变狭窄，从而影响到阴部的血液供应，导致爱液分泌减少，神经末梢反应迟钝所致。

（4）糖尿病孕妇容易生产巨大胎儿。由于糖尿病孕妇血液中的葡萄糖含量增高，孕妇血液中的葡萄糖通过胎盘进入胎儿体内，使胎儿长期处于高血糖状态，引起胰岛素分泌活跃，促进糖原、脂肪和蛋白质合成，使胎儿脂肪堆积，脏器增大，体重增加，最终导致胎儿巨大。

老年糖尿病的特点是什么

（1）老年糖尿病绝大多数属于 2 型糖尿病，常无典型的"三多一少"症状。不少患者只是因为明显的身体乏力、体力下降而求医；还有的则无任何症状，而是在体格检查时发现血糖升高才确诊为糖尿病。

（2）老年人常易发生高血压、动脉粥样硬化，进而引发冠心病、脑动脉硬化、肢体动脉硬化等。患上糖尿病后，这些心血管疾病更加恶化，易发生脑梗死、心肌梗死、下肢坏疽等。

（3）老年人内脏功能多有衰退，自我调节能力也有所下降。患上糖尿病后，在治疗方面不可按照中青年糖尿病患者那样严格要求，如果一定把血糖完全控制在正常范围内，就容易导致低血糖。老年人一旦发生低血糖，往往不易自我恢复，并且可能造成严重后果。因此，老年糖尿病患者不宜采用强化疗法。

（4）在治疗糖尿病过程中，时常出现低血糖反应。低血糖发生时常有典型的症状，如头晕、乏力、心慌、饥饿感等，因此一般糖尿病患者很容易自我发现，及时进食即可防止低血糖发作。但由于老年人的反应性较差，低血糖发生时常常不出现典型症状，故很难及时发现；这种不易察觉的低血糖会由于未及时进食而由轻变重，甚至发展为低血糖昏迷。因此，老年糖尿病患者更要重视经常检测血糖及尿糖。

儿童糖尿病的特点是什么

（1）病因特殊。儿童糖尿病大多为 1 型糖尿病，其病因与 2 型糖尿病明显不同，两者虽均有家族史，但 1 型患者往往 HLA（人类白细胞抗原）呈阳性，ICA（胰岛细胞抗体）也呈阳性，且有某些病毒感染史。

（2）患病率低。儿童糖尿病患病率明显低于成年糖尿病患病率。

（3）起病急、病情重。儿童糖尿病起病多急骤，其中半数以酮症酸中毒症候群起病，年龄越小，酮症酸中毒发生率就越高。慢性病例常影响生长发育，并发症以在微血管病变基础上发生的肾脏病变、视网膜病变为多见，约有 40% 的患儿最后会发生肾功能衰竭。

（4）儿童糖尿病患者血浆胰岛素与 C 肽水平绝对降低，治疗上必须终身补充胰岛素作为替代。

糖尿病常见继发性感染有哪些

由于糖尿病患者免疫功能降低，面部皮肤毛囊和皮脂腺很容易发生感染。一旦颌面部发生疖痈，尤其是发生在鼻子周围、上唇部位这一"危险三角区"，最容易引起全身感染、脓毒败血症等，严重者会发生海绵窦血栓甚至颅内感染。常见的继发性感染可见如下：

（1）皮肤化脓性感染，如疖、痈、蜂窝织炎和下肢溃疡等。

（2）四肢的真菌感染，如手癣、足癣、足坏疽合并感染等。

（3）泌尿系感染，如膀胱炎、肾盂肾炎等。

（4）呼吸道感染，如肺炎、慢性支气管炎、肺结核等。

（5）口腔感染，如牙周炎等。

糖尿病并发症是患者血糖控制不佳的结果，这是造成糖尿病患者日后致残、生活质量下降的主要因素。

糖尿病并发症分哪两大类

糖尿病并发症主要分急性并发症和慢性并发症两大类：

（1）急性并发症：主要包括各种急性感染、低血糖症、糖尿病酮症酸中毒、乳酸性酸中毒、高渗性昏迷等。

（2）慢性并发症：主要有冠心病、高血压、脑血管病、肾脏病、眼部并发症如视网膜病变、白内障、屈光异常、眼肌神经病变等、神经病变如周围神经病变、自主神经病变、中枢神经病变等、糖尿病足、糖尿病皮肤病变、糖尿病性阳痿、糖尿病高脂血症等。

糖尿病的
诊断与治疗

　　人体的血糖有一定的波动范围，血糖的波动主要受饮食、运动、情绪等因素的影响。因此，不同时间的血糖含量具有不同的含义。患者在空腹状态下血液中的葡萄糖含量，可反映基础情况下的水平。

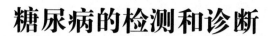

糖尿病的检测和诊断

怎样确定糖尿病的病情

（1）轻型糖尿病。胰岛素分泌功能没有完全丧失，有一定量的内生胰岛素，即胰腺分泌胰岛素相对不足。多数患者用饮食疗法或口服降血糖药物就可控制病情，但在感染、创伤等应激情况下，为预防酮症酸中毒，需选用胰岛素治疗；在停药后，一般不会出现酮症酸中毒及昏迷等状况。轻型糖尿病多见于 2 型糖尿病。

（2）重型糖尿病。胰岛功能趋于衰竭，胰腺分泌绝对不足，必须用合成胰岛素替代治疗。这类患者对胰岛素敏感，停药后病情会迅速恶化，在 24 ~ 48 小时内即会发生酮症酸中毒。重型糖尿病多见于 1 型糖尿病。

（3）病情不稳定的糖尿病。血糖波动大，

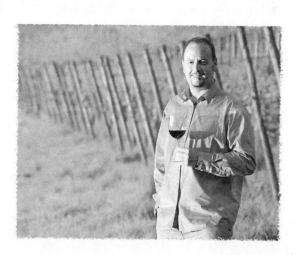

糖尿病的治疗与调养

低血糖现象频繁发生，对胰岛素及影响病情的各种因素十分敏感，常在严重低血糖后出现高血糖，即苏木杰反应，并且极易出现酮症酸中毒。

诊断糖尿病应注意哪些问题

（1）在无高血糖时，一次血糖值达到糖尿病诊断标准者必须在另一日复测核实。如复测未达到糖尿病诊断标准，必须在随访中复测，以明确病症。

（2）精神紧张、感染、创伤、手术、休克、心肌梗死等应激因素，可使体内对抗胰岛素的激素分泌增加，从而出现暂时性血糖增高、尿糖增多症状，不能依此诊断为糖尿病，要在应激过后进行复测。

对糖尿病的诊断常用哪些检测方法

（1）尿糖检测。尿糖检测是发现糖尿病的最简单、最常用的方法，但仅可作为糖尿病的诊断参考，不能根据尿糖阳性或阴性来确诊糖尿病。

（2）血糖检测。血糖检测包括空腹和餐后两小时血糖检测，其中空腹血糖检测是诊断糖尿病最可靠的方法。

（3）糖耐量试验。糖耐量试验对糖尿病的诊断颇具价值。空腹血糖升高或可疑升高，以及餐后 2 小时血糖可疑升高等糖尿病疑似患者，都要依赖糖耐量试验才能作出最后诊断。

尿糖检测的标准是什么

进行尿糖检测，以使用尿糖试纸法最为方便，只要将试纸在尿液中醮一下立即取出，在 1 分钟内将变色的试纸与比色板比较，即可得出尿糖定性的结果。

正常人可排泻出微量葡萄糖，但 24 小时内排出的尿糖不会超过 100 毫克，所以一般化验结果呈阴性。24 小时内尿糖定量超过 150 毫克即为糖尿，尿糖定性检查多为阳性，多提示患有糖尿病；如果 24 小时内尿糖量超过 1000 毫克，则为糖尿病的概率非常高，应进一步检测血糖以明确诊断。

空腹血糖正常指标应是多少

人体的血糖有一定的波动范围，血糖的波动主要受饮食、运动、情绪等因素的影响。因此，不同时间的血糖含量具有不同的含义。患者在空腹状态下血液中的葡萄糖含量，可反映基础情况下的水平。一般来说，尿糖阳性或尿糖虽阴性但有高度怀疑的患者，均要做空腹血糖测定。

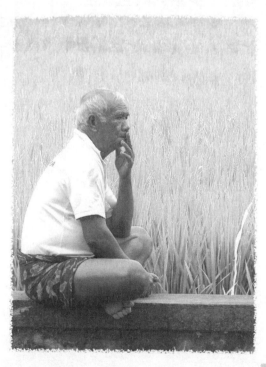

正常人空腹血糖值一般为 3.9～6.1 毫摩 / 升。如果空腹血糖值大于或等

于 7.0 毫摩 / 升, 且经过两次重复测定结果相同, 即可诊断为糖尿病。需要注意的是, 轻型或早期糖尿病, 尤其是在饥饿状态下, 空腹血糖可表现正常, 只是餐后血糖超过正常指标。因此, 对空腹血糖正常者, 也不可轻易排除此病。对于可疑病例, 应连续数次检测空腹血糖, 或进行餐后 2 小时血糖检测及糖耐量试验。

餐后 2 小时血糖检测的必要性在哪里

临床上, 有不少患者的空腹血糖正常或接近正常水平, 达不到诊断为糖尿病的标准; 但检测餐后 2 小时血糖, 则显著高于正常指标。如果餐后 2 小时血糖超过 11.1 毫摩 / 升, 则可诊断为糖尿病。如果达不到此标准, 而又超过正常值, 则要进一步做糖耐量试验。

需要注意的是, 有些患者餐后血糖值高峰并不在 2 小时, 而是在 1 小时左右, 到 2 小时的时候血糖值已下降, 这样的患者易被漏诊。因此, 对餐后血糖可疑升高的患者, 宜在餐后 1 小时和 2 小时各抽血一次, 或直接进行糖耐量试验。

糖耐量试验

什么是糖耐量试验

正常人每餐的饭量虽然多少不一, 但饭后最高血糖总会稳定在 9.98 毫摩 / 升 (180 毫克 / 分升) 以下, 2 小时后则恢复到 7.77 毫摩 / 升 (140 毫克 / 分升) 以下。人体全天血糖含量会随进食、活动等情况时有波动，只有空腹时的血糖水平较为恒定。这是因为人体内胰岛素的分泌会随着机体生理需要，自动进行调节。由此说明，人体对葡萄糖有很强的耐受能力，医学上称之为人体正常糖耐量。临床通常采用口服的或静脉注射的方法来给人体内输入一定量的葡萄糖，以检查患者的胰岛功能是否正常，即称之为葡萄糖耐量试验。

怎样进行糖耐量试验

糖耐量的试验方法是，先测定被检查者早晨空腹血糖的含量，接着食入葡萄糖100克或静脉推注50%葡萄糖溶液50毫升，然后隔半小时、1小时、2小时及3小时分别测定血糖含量，同时收集尿液检查尿糖，并以时间为横坐标，血糖浓度为纵坐标，绘成曲线，称为耐糖曲线。

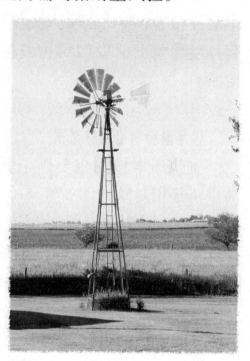

空腹血糖偏高者怎样做糖耐量试验

空腹血糖偏高但尚在正常范围内而疑为糖尿病者，应做口服葡萄糖耐量试验。其方法是：空腹抽血后立即进食75克葡萄糖（或标准馒头2个），进食后1小时、2小时、3小时分别抽血检测血糖。正常人服葡萄糖后几乎全被肠道吸收，使血糖迅速上升，服葡萄糖后30～60分钟血浆血糖浓度达到高峰，但血糖最高值一般不超过11.1毫摩/升，此后血糖迅速下降,在 1.5～2 小时下降至接近正常水平。如果餐后血糖高于 11.1 毫摩／升,可诊断为糖尿病。临床上,如患者出现胃肠功能紊乱,影响吸收,可做静脉葡萄糖耐量试验。

糖耐量减低是否就意味患有糖尿病

糖耐量减低并非意味着被检测者就患有糖尿病,但糖耐量异常者,要比正常人更易发生糖尿病,此类患者就应引起高度警惕。必要时可重复检查并配合其他化验做出明确诊断。

检测血胰岛素有什么用

血胰岛素检测主要用于测定糖尿病患者是绝对缺乏胰岛素还是相对缺乏胰岛素。

血胰岛素检测方法适用于未使用胰岛素治疗的患者。具体操作是:在空腹或餐后 1 小时和 2 小时分别抽血进行测定。正常情况下空腹胰岛素水平应该为 10～25 毫克／分升,而餐后水平应比空腹高出 4～5 倍。如果患者的胰岛素水平明显降低,即为胰岛素绝对缺乏,这种情况多见于 1 型糖尿病患者;如果胰岛素水平并没有明显降低,而血糖仍高,即为胰岛素相对缺乏。胰岛素相对缺乏是由于胰岛素发挥作用的环节出现故障所致,这种情况常见于 2 型糖尿病患者。

C 肽检测有什么用

当患者接受外来胰岛素治疗时,血胰岛素水平会受到注射胰岛素的影响,这时再利用血胰岛素检测已很难测定机体产生胰岛素的能力。而通过 C 肽检测,就能准确地反映出机体产生胰岛素的能力，而不受外来胰岛素的影响。检测方法与检测血胰岛素方法相同。

检测糖化血红蛋白的重要性

检测糖化血红蛋白的意义是什么

正常人的糖化血红蛋白为 3%～7%，平均为 6%。如果高于 7%，表示 4 周以前血糖高于正常；若高于 11.5%，表示患者近期内存在着持续性高血糖。糖化血红蛋白增高还可出现在有糖尿病肾病、动脉硬化等慢性并发症的患者中。因此，临床上常用糖化血红蛋白的检测来了解糖尿病患者近 4～8 周内的血糖控制情况和糖尿病并发症的进展状况。

检测糖化血红蛋白能反映出哪些情况

糖化血红蛋白（HbA1c）是血中葡萄糖与红细胞的血红蛋白经过缓慢而不可逆的非酶促反应结合而成的产物，它的多少与血中葡萄糖含量的高低成正比关系。因此，测定糖化血红蛋白含量的多少，可以间接反映血糖浓度的改变，并可反映机体一段时间内糖代谢的状态。

为什么血糖检测不能取代糖化血红蛋白检测

血糖测定只能反映当时血糖水平，而糖化血红蛋白是经过缓慢不可逆的非酶促反应而成，不随进食和血糖的变化而变化，可以反映出患者在抽血化验前 5～8 周内的血糖平均水平。此外，糖化血红蛋白的增高，可促进糖尿病慢性并发症的形成，因此，检测患者糖化血红蛋白还有助于诊断糖尿病慢性并发症。

经常做尿酮体检测有什么必要

酮体是脂肪代谢的产物，包括乙酰乙酸、β－羟丁酸和丙酮。机体患糖尿病时，由于糖代谢紊乱加重，细胞不能充分地利用葡萄糖来补充能量，只有利用脂肪。脂肪分解加速产生大量脂肪酸，超出机体利用的能力而转化为酮体；当酮体超出了肝外组织的氧化能力时，将会使血液和尿液中的酮体增高，诱发酮症。酮症是糖尿病严重的急性合并症，如果糖尿病患者出现并发感染、创伤等情况，常可诱发酮症酸中毒，产生食欲减退、恶心、呕吐、腹痛等症状，进而导致昏迷乃至于死亡。糖尿病患者经常检查尿酮体，可及早发现酮症。此时如积极采取输液、加用胰岛素等治疗措施，可防止病情恶化。

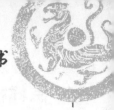

糖尿病的药物治疗

糖尿病用药为什么必须遵照医嘱

任何药物都有其作用和特点，即有其适应证和禁忌证，而患者不一定都能对这些情况正确把握。一旦用药不当，不但无法取得预期的疗效，而且可能会引起某些不良反应。有些药物的不良反应是相当危险的，如优降糖，其特点是降糖作用强，但如果血糖不太高的患者过量服用，就会引起低血糖反应，轻者会出现心慌、大汗、乏力、饥饿难忍等症状，严重者甚至会出现昏迷，甚至死亡；再比如，如果肝、肾功能不佳或年纪大的老年患者服用过量的苯乙双胍，可能会进一步损害肝、肾功能，有时还能引起乳酸性酸中毒而危及生命。

另外，值得注意的是，糖尿病治疗是一种综合性治疗，不仅需要药物治疗，也需要患者在心理、饮食和运动方面配合治疗。综合治疗需要对糖尿病有全面的了解，并能充分掌握口服降糖药的特性，这些能力是一般的糖尿病患者所不具备的。因此，糖尿病患者应在医师的指导下用药。

糖尿病的治疗与调养

怎样根据自身状况来选择降糖药

治疗糖尿病常用葡萄糖苷酶抑制剂、噻唑二酮类、双胍类、磺脲类等4种药物，糖尿病患者在使用这些药物时，要根据以下情况来进行选择。

（1）根据病型。1型糖尿病患者只能使用双胍类、α-糖苷酶抑制剂和噻唑二酮类降糖药，而2型糖尿病患者4类药物均可服用。

（2）根据血糖高低。血糖较高者适宜用较强或者作用时间较长的降糖药物，而血糖较低者则宜选用比较平和的药物。

（3）根据肝肾功能。肝肾功能不全的患者在用强效或长效降糖药时要谨慎，最好不要用降糖灵。

（4）根据年龄。年长者在服用较强、疗效较长的药物或者降糖灵时必须小心谨慎。

（5）要根据体态。较胖的人应首选双胍类、α-糖苷酶抑制剂或者噻唑二酮类降糖药，偏瘦者应首选磺脲类降糖药。

口服降糖药的各自的适用范围

1.磺脲类药物主要适用于：
（1）病程不足5年者。
（2）胰岛有一定的分泌胰岛素功能者。
（3）胰岛素用量不足40单位者。
（4）中年以上2型糖尿病患者，单靠饮食或运动疗法不能控制高血糖者。

（5）2型糖尿病口服药物不能控制高血糖者,可采用胰岛素合并此类药物治疗。

2.双胍类药物主要适用于:

（1）已用磺脲类药物或运动治疗失效者。

（2）中年以上起病的2型糖尿病患者,特别是偏胖且不能通过饮食及运动治疗控制的高血糖患者。

（3）1型糖尿病患者血糖波动较大,可试用双胍类药物而减少胰岛素剂量,以降低血糖波动性。

（4）2型糖尿病肥胖者可与磺脲类降糖药合并使用,以减轻体重;

（5）对采用较小剂量胰岛素(每日20单位以下)治疗的患者,想采用口服药治疗,而对磺脲类药物有过敏反应或失效时可试用。

（6）对胰岛素有抗药性的患者,可用双胍类来减少剂量,并防止高血糖及酮症。

3.α-糖苷酶抑制剂主要适用于:

（1）2型糖尿病患者经饮食治疗与运动治疗后,血糖仍控制不佳时,可首选此类药物,尤其适用于肥胖或高血糖患者。

（2）2型糖尿病患者应用磺脲类降糖药和双胍类降糖药效果不佳者,尤其是餐后血糖控制不佳者。

（3）葡萄糖耐量减低的患者,服用拜糖平能使糖耐量受损者的餐后高血糖及高胰岛素水平降低,减少发生大血管并发症的危险。

（4）1、2型糖尿病患者可在使用胰岛素治疗的过程中联合使用,以减少胰岛素用量,但不能单用α-糖苷酶抑制剂来控制血糖。

口服降糖西药都有哪些特性

（1）磺脲类降糖药：其主要作用是刺激胰岛素分泌，降糖作用为中等偏强。在属于磺脲类的药品中，按每片剂量从小到大的顺序主要为格列本脲（优降糖）、格列吡嗪（美吡达、优达灵）、格列波脲（克糖利）、格列齐特（达美康）、格列喹酮（糖适平）、甲苯磺丁脲（D860）等，其中格列本脲（优降糖）作用最强，格列吡嗪（美吡达）作用快而短，格列齐特（达美康）和格列波脲（克糖利）作用时间较长，格列喹酮（糖适平）适用于糖尿病肾病患者，甲苯磺丁脲价格便宜。

（2）双胍类降糖药：其主要作用是增加外周组织（如肌肉等）对葡萄糖的利用，减少肝糖的生成，使血糖降低。由于不刺激胰岛分泌，对于血糖正常者并不起降糖的作用，因此有人称它们为抗高血糖药，特别适合于肥胖和超重的患者。这类药物包括苯乙双胍（降糖灵、DB1）、降糖片（二甲双胍、美迪康、迪化糖锭、格华止），其中苯乙双胍（降糖灵）由于易引起乳酸性酸中毒，因此应慎重服用，剂量较小为佳，其中降糖片不良反应较小。

（3）α-糖苷酶抑制剂：其主要作用是抑制糖类的分解，延缓葡萄糖的吸收而降低餐后血糖，对餐后血糖控制不好的患者尤其有效。这类药物包括阿卡波糖（拜糖平）、倍欣和米格列醇。

怎样选择口服各种降糖药的最佳时间

口服降糖药的服药时间是由降糖药本身的药理作用决定的,不同的降糖药,服用时间也不同。在医生指导下正确服用降糖药,不仅能最大限度地发挥药的疗效,而且能减少其不良反应。

(1)磺脲类药物餐前30分钟服用。此类药物进入人体后,需要一定的时间来刺激胰岛细胞产生胰岛素,从而起到降糖作用,因此其最佳服用时间为餐前30分钟。此类药物之间的主要差别在于作用的强弱、作用时间的长短,不宜联合使用。

(2)双胍类药物餐后服用。由于它们含有酸性物质,会刺激胃肠道,故应在餐后服用。

(3)α–糖苷酶抑制剂与饭同服。此类药物须与每餐的第一口饭同服,才能发挥最佳的降糖作用,如果在餐后或餐前过早服用,其作用就要大打折扣。

哪类患者不宜服用磺脲类药物

在使用口服降糖药治疗时,以下几类患者不得用磺脲类药物降糖:

(1)小儿糖尿病患者或1型糖尿病患者。

(2)有糖尿病酮症酸中毒或高渗性昏迷者。

(3)有严重感染、高热、外科手术、妊娠、分娩者,或各种严重心、肾、肝、脑部等急、慢性并发症者。

(4)有黄疸、造血系统受抑制、白细胞缺乏症及对磺脲类药物过敏或出现毒性反应者。

（5）凡能用饮食治疗或运动治疗使病情得到满意控制者，仅在高血糖未能控制时才可试用，但仍须以控制饮食及运动为主，药物为辅。

磺脲类药物的不良反应有哪些

尽管磺脲类药物在临床上应用已久，降糖效果也较显著，但它的不良反应还是应引起人们的重视，并应据此调整饮食、运动及治疗方法，以免延误病情，甚至加重病情。其常见不良反应如下：

（1）低血糖反应。这是磺脲类药物最常见也最具临床意义的不良反应。因磺脲类药物作用机制主要是直接刺激胰岛β细胞分泌胰岛素，从而使血胰岛素浓度增高，在患者用药剂量过大、老年体弱、体力劳动过多、不规则进食、饮酒或饮用含乙醇的饮料后，均可发生低血糖反应。此外，当磺脲类药物与其他药物如阿司匹林、单胺氧化酶抑制剂或磺胺类药物合用时，也可增加低血糖发生的概率。低血糖发作时常感饥饿、心悸、多汗、痉挛，多可自行缓解，严重时必须进食或注射葡萄糖。低血糖反应常可诱发冠心病患者的心绞痛或心肌梗死，反复发作或持久性低血糖，可造成中枢神经系统不可逆性损害，甚至导致昏迷或死亡。

（2）体重增加。肥胖的2型糖尿病患者服用磺脲类药物可使体重增加，并加重高胰岛素血症，故不宜服用。

（3）消化系统反应。可有食欲减退、恶心、腹部不适、腹泻等症状，一般反应较轻，可自行缓解。

（4）血液系统反应。第一代磺脲类药物可引起一过性白细胞、粒细胞、血小板或全血细胞减少,极少数可发生溶血性贫血。但第二代磺脲类药物较少引起血液系统不良反应。

(5)神经系统反应。优降糖和氯磺丙脲用量较大者,可能会在少数患者中引起头痛、头晕、嗜睡、视力模糊、四肢震颤等症状,一旦减量或停用药物后可自行消失。

哪些患者不能服用双胍类药物

在使用口服降糖药治疗糖尿病的患者当中,以下情况的患者忌服双胍类药物:

(1)2型糖尿病轻症单纯用饮食疗法或运动疗法效果满意者。

(2)2型糖尿病中重症或1型糖尿病必须用胰岛素治疗者。

(3)并发糖尿病酮症酸中毒、高渗性昏迷、高热、黄疸、创伤、手术、妊娠、分娩、心力衰竭、营养不良、极度消瘦、酒精中毒者。

(4)并发糖尿病肾病、视网膜病变、神经病变、心绞痛、心肌梗死、败血症、周围动脉闭塞伴坏疽或心、肺、肝功能恶化者。

服双胍类药物会出现哪些不良反应

双胍类药物降糖效果好,价格又便宜,是肥胖糖尿病患者的首选药物,在国内的糖尿病患者中应用很广。然而,滥用该类药物的情况也屡见不鲜,比如连易引起乳酸性酸中毒的

降糖灵,肝、肾功能不佳者也照用不误。滥用双胍类药物的现象应引起人们的重视,因为该类药物有如下一些不良反应:

（1）乳酸性酸中毒。老年人或心、肝、肾、肺等重要脏器有病变的糖尿病患者,由于体内缺氧,乳酸的生成增多,而其代谢、消除发生障碍,就容易使乳酸在血中堆积,如果再服用较大量的双胍类降糖药,尤其是降糖灵,就会使患者发生乳酸性酸中毒的危险性大大增加。

（2）消化道反应。主要表现为食欲下降、恶心、呕吐、腹胀、腹泻等,有的患者可以通过减少剂量或改在饭后服用而使反应有所减轻。

（3）肝肾功能恶化。对于已经出现了肝肾功能不全,如转氨酶升高,尿蛋白持续阳性或血中肌酐、尿素氮升高的糖尿病患者,服用双胍类药物可使肝肾功能进一步恶化。

（4）加重酮症酸中毒。双胍类药物可引起脂肪分解,促进酮体的生成,有酮症酸中毒或酮症倾向的糖尿病患者不宜服用。

盲目服用多种降糖药会有哪些不良后果

不同类别的降糖药可合并服用,如磺脲类药物加双胍类药物,双胍类药物加 α-糖苷酶抑制剂,α-糖苷酶抑制剂加磺脲类药物等。体重正常的 2 型糖尿病患者,经服用足量的优降糖仍不能控制血糖时,可配合服用二甲双胍或拜糖平,而肥胖的 2 型糖尿病患者在服用足量的迪化糖锭仍不能控制血糖时，可配合服用消糖灵或拜糖平。这样可以起到药物功效互补的作用，疗效也超过同一类药物的加量效果。

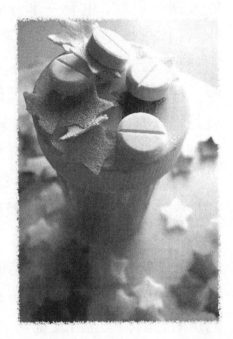

同一类别的药物不宜合并服用，否则不仅不能增加药效，反而会加重不良反应。比如，有的患者使用格列本脲（优降糖）后降糖效果不佳，又加用格列吡嗪（美吡达），或使用苯乙双胍（降糖灵）后效果不佳，又加用二甲双胍。这些都是错误的搭配方式，不但难以达到降低血糖的作用，还有可能引起或加重胃肠道的不良反应。

降糖药应怎样停服

有些患者认为，口服降糖药就是用来降低血糖的，如果血糖控制好了，就不必再服用降糖药了，否则就会引起低血糖反应。其实，对于多数人来说，血糖之所以能得到良好的控制，是由于饮食疗法、运动疗法和口服降糖药 3 种疗法配合得当，口服降糖药在其中起了很大的作用，一旦停用口服降糖药，高血糖很可能会再次复发。

糖尿病发生的根本原因在于胰岛素作用不足。通过口服降糖药增加胰岛素的分泌量、胰岛素的敏感性或延缓糖的

糖尿病的治疗与调养

吸收，可达到增加胰岛素作用和降低血糖的目的。患者停用降糖药后，胰岛素的作用会随之减弱，就很难保证血糖的良好控制。当然，也有一部分肥胖的轻度2型糖尿病患者经治疗后，体重恢复正常，胰岛素抵抗就可减轻。血糖下降后，体内对抗胰岛素的激素减少了，身体对胰岛素的敏感性就能增强，通过严格的饮食控制及体育锻炼，也可能会使血糖控制良好。这时，便可以酌情减少原用药量，或在一段时间内停服降糖药。但在停药过程中需要注意：

（1）循序渐进地停药。要一片一片甚至半片半片地减量，并根据减药后血糖的反应及时作出调整，千万不可突然全部停药。

（2）在血糖偏低的时候减药。如果血糖尚处于满意范围的高限，最好不要急于减药，对老年和生活不能自理的糖尿病患者，指标可适当放宽。

（3）减药后要更加注意饮食调理和锻炼，不要以为糖尿病已经痊愈了，否则很容易造成病情的反复。

配合胰岛素来治疗糖尿病的好处

对使用胰岛素认识上有哪些误区

胰岛素是所有1型糖尿病患者和很多2型糖尿病患者的主要治疗药物，但现在有很多患者对胰岛素治疗存在认识误区：以为一旦使用胰岛素就撤不下来，会形成永久性依赖；还有人认为糖尿病晚期才会用胰岛素。此外，还有些人对注射胰岛素感到恐惧或嫌麻烦。由于上述种种原因，致使部分患者在病情需要使用胰岛素时却拒绝使用,错失治疗良机。

胰岛素是什么性质的药物

胰岛素不是鸦片,不是毒品,而是身体里面的胰岛 β 细胞分泌的一种激素,其主要作用是降低血糖。正常生理性胰岛素分泌与血糖是什么关系呢?人体血糖是依靠两部分胰岛素分泌调控的:一是基础状态的胰岛素分泌,它能将人体非进餐状态的血糖维持在一个正常的水平;二是进餐时胰岛素分泌,使人体在进餐后 1 小时内血糖不至于过高,并在餐后 2 小时回落到接近于空腹状态的血糖水平。

胰岛素分哪些种类

根据来源的不同,胰岛素可分为猪胰岛素、牛胰岛素、人胰岛素 3 种。猪胰岛素、牛胰岛素是从猪和牛的胰腺中提取的动物源性胰岛素,和人胰岛素相比不良反应大,疗效较差,易产生胰岛素抵抗。人胰岛素并非从人的胰腺提取而来,而是由基因工程生产,具有作用快、疗效高、不良反应少的特点,但价格较贵。

胰岛素的时效是怎样的

如果根据胰岛素药效时间的长短来划分,目前临床上常用的胰岛素可分为短效、中效和长效 3 种。皮下注射后起效时间分别是 20～30 分钟、1.5～4 小时、3～4 小时;作用尖峰时间分别为 2～4 小时、6～10 小时、14～20 小时;持续时间分别为 5～8 小时、12～24 小时、24～36 小时。

2型糖尿病患者使用胰岛素好处在哪里

1型糖尿病患者由于自身胰岛素分泌绝对缺乏，需终身依赖外源胰岛素控制血糖。对2型糖尿病而言，不但发病时胰岛β细胞分泌的胰岛素量较正常人分泌量下降50%左右，而且出现分泌高峰延迟。随着病程进展，胰岛素分泌不足便成为主要病因，大多数患者最终需要外源性胰岛素治疗帮助控制血糖。使用胰岛素是治疗疾病的需要，胰岛素治疗能保护或在一段时间内逆转β细胞的衰变，患者及早使用胰岛素，使自身胰岛β细胞得到休息，更有利于促进自身胰岛功能的改善，能长期维持良好的血糖控制，从而改善病情。因此，糖尿病患者要消除顾虑，积极与医生配合，以免错过用胰岛素治疗的良机。

怎样正确使用胰岛素

（1）1型糖尿病患者体内的胰岛β细胞基本被破坏，不能产生胰岛素供给人体的需要，必须依赖外源性胰岛素进行替代治疗，以纠正人体内糖类、蛋白质和脂肪代谢的紊乱。

（2）2型糖尿病患者体内的胰岛β细胞还有一定的分泌功能，但此型患者多伴有肥胖，这种体形的患者体内外周细胞往往对胰岛素不敏感，引起胰岛素量的相对不足。因此使用胰岛素的目的与1型糖尿病不同，不是为了补充胰岛素量的不足，而是为了降低过高的血糖浓度以控制症状。由于外源性胰岛素的进入，提高了体内胰岛素的浓度，故如使用不当，则有引起高胰岛素血症的危险。胰岛素浓度过高，可促进脂肪合成而引起肥胖，甚至加重胰岛素抵抗。如果长期应用，还会提高糖尿病性心脏病的发生率。

（3）胰岛素除了能降低过高的血糖浓度，恢复人体营养物质的代谢平衡外，它还能抑制糖尿病性微血管病变；已发生这种病变的，可延缓其进一步发展。

（4）对于合并严重感染、创伤而处于应激状态的患者，其交感神经兴奋，肾上腺素、胰高血糖素等物质分泌增加，而胰岛素分泌减少，从而使血糖升高。升高的血糖一方面可保证患者体内大脑等重要器官的血液供应，同时也增加了胰岛 β 细胞的负担，特别是糖尿病患者，胰岛 β 细胞功能衰竭，将导致血糖急剧升高，并持续不降，导致一系列严重的并发症。此时，必须使用胰岛素，以帮助患者保持体内的水、盐和糖类、脂肪、蛋白质代谢的平衡，避免病情恶化。

（5）处于妊娠期的患者，使用胰岛素治疗可以较好地调节体内各种物质的平衡，有利于胎儿的生长发育和孕妇顺利分娩，避免孕妇出现各种并发症，防止胎儿发育畸形，减少孕妇分娩时的危险和避免出现难产及死胎。

胰岛素应怎样贮存

胰岛素制剂在高温环境下易于分解而失效。在温度30～50℃时，各种胰岛素都会部分失效，普通胰岛素在18个月后会减效50%；在55～60℃时，各种胰岛素都迅速失效。因此，储存胰岛素时应避免受热及阳光照射。

胰岛素冷冻后也容易发生变质，失去生物活性。因此，胰岛素须保存在10℃以下的冷藏器内，最好放在2～8℃的环境中，可保持活性2～3年不变，即使是已部分抽吸使用的胰岛素也是如此。如果没有冰箱，可放在阴凉避光处。

旅行出差时胰岛素应随身携带，而不要放在旅行袋等行李中，更不能放在托运的行李中。如果旅行不超过1个月，也可不放于冰箱，但应避免药瓶暴露于阳光或高温、温度过低等特殊环境中，且时间不宜过久。当住在旅店等有条件提供冰箱的地方时，仍以储存在冰箱内为宜。

自己注射胰岛素时应注意哪些事项

糖尿病是一种终身性疾病，患者不可能长年住在医院里，这就要求糖尿病患者能自己注射胰岛素。这并不难做到，尤其有了胰岛素笔后操作更加方便。患者在自己注射时应掌握以下几点：

（1）用75%乙醇（酒精）消毒胰岛素瓶盖，向瓶内注入略大于所需胰岛素量的空气，即可抽取胰岛素。

（2）如果注射混合胰岛素，向胰岛素瓶内注入空气后，应先准确抽取短效胰岛素的用量，再一次性准确抽取所需剂量的中效胰岛素或长效胰岛素，抽好两种胰岛素后，从中效或长效胰岛素瓶中把针抽出来，再抽一点儿空气形成小气泡，然后将注射器上下翻动，把胰岛素混匀。

（3）将注射针头向上直立，排出小气泡。

（4）选好注射部位后先用碘酒后用乙醇消毒。

（5）用左手拇指和示指将注射部位的皮肤夹住轻轻提起，将抽好胰岛素的注射器针尖与皮肤成90°角注入，消瘦者针尖与皮肤成45°角注入，试抽一下如无回血，便将胰岛素注入，用消毒棉球压住注射处，快速拔出针头。

混合使用胰岛素时应注意哪些事项

使用前把作用不同的胰岛素混合起来，如短效胰岛素和中效胰岛素或长效胰岛素混合，在餐前注射的胰岛素，称为混合胰岛素。使用混合胰岛素时需注意以下问题：

（1）中效胰岛素与短效胰岛素混合，互相没有反应，比较容易估计混合胰岛素的起效、高峰和持续的时间，因为它们的强度取决于混合胰岛素中的各自的含量。

（2）短效胰岛素与长效胰岛素混合，两者的作用相互影响。一般每 1 个单位的长效胰岛素可使 0.5～1 单位的短效胰岛素变为长效胰岛素，因此，长效胰岛素的量不要超过 1/2 短效胰岛素的剂量。同时估计短效及长效胰岛素混合后的起效、高峰和持续时间。

（3）不同厂家生产的胰岛素最好不要混合使用。

应选择身体的哪些部位注射胰岛素

皮下注射胰岛素的部位很多，包括胳膊外侧、腹部两侧、臀部及大腿外侧等。注射部位不同，药物吸收快慢也不同，以腹部吸收得最快，其次是臂部，然后是大腿和臀部。

皮下注射的部位要经常更换，可限用多个部位循环转换使用。因为短时间内多次在同一部位注射，可能使局部皮下组织吸收能力下降，影响胰

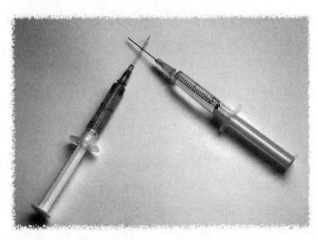

岛素的吸收和利用。

含有鱼精蛋白的长效胰岛素制剂能与体内某些成分结合起来,在皮下形成块状物造成毛细淋巴管堵塞,更应经常更换注射部位。

什么时间注射胰岛素效果最好

一般来说,注射胰岛素需在餐前进行,为了留出胰岛素吸收和发挥作用的时间,在使用短效胰岛素时,多采用餐前15～30分钟注射的方法。在同时使用胰岛素与口服降糖药治疗非胰岛素依赖型糖尿病患者时,也可以开始即单独使用中效胰岛素。单独使用中效胰岛素者,应在早餐前30～60分钟注射,也可放在睡前使用,以更好地控制空腹血糖。单独使用长效胰岛素疗效不佳,所以长效胰岛素很少单独使用。对有黎明现象的患者,为了避免因注射胰岛素过晚而引起空腹高血糖,早餐前应尽早注射胰岛素,最好不晚于早7时。

在外就餐时使用胰岛素以多大剂量为宜

在外就餐时,如果摄入大量的脂肪,就要额外和补偿性地增加胰岛素剂量。白天用胰岛素时仅需再进行一次性的调整,不需调整夜间剂量。一次性调整胰岛素可按以下原则进行:

(1)提前增加胰岛素剂量,额外增加2单位。

(2)补偿性增加胰岛素剂量。血糖在10毫摩/升以上,增加1单位短效胰岛素,高于15毫摩/升增加2单位胰岛素。

为什么说注射胰岛素后也不可随意饮食

许多糖尿病患者认为，注射高效的胰岛素后就平安无事了，可以随意地安排饮食。事实上，这种想法是错误的。胰岛素用量是医生根据患者相对固定的进食量制定的，患者按照剂量注射胰岛素后，如果饮食过量，将会出现高血糖；如果饮食过少，就会出现低血糖。另外，注射胰岛素后无论进食多少，胰岛素都会被吸收而发挥作用，如果注射胰岛素后未及时进食，将可能发生严重的低血糖；如果进食过早，餐后血糖上升时胰岛素还没有发挥作用，可能会引起高血糖，而当血糖被肝脏、肌肉利用而下降时，胰岛素作用高峰却到了，又可能发生低血糖。因此，注射胰岛素的患者进食不仅要定量还要定时，切不可随意安排。

使用胰岛素出现不良反应时怎么办

糖尿病患者长期使用胰岛素，难免会出现不良反应，患者应学会正确处理这些反应。常见的不良反应有：

（1）低血糖反应。胰岛素使用过量或注射胰岛素后未及时用餐，常会发生低血糖反应。一旦发生低血糖，应立即处理，不要拖延，对症状轻、意识清楚的患者立即给白糖或含糖食物，十几分钟后症状会逐渐消失。重症者需静脉注射50%葡萄糖溶液，同时密切监测血糖。

（2）体重增加。主要由于患者害怕出现低血糖，或出现低血糖后，增加了糖分的摄入量及减少消耗所致。出现这种情况后，应严格控制饮食，增加身体活动量，调整好胰岛素、饮食及运动之间的关系。还可加用双胍类降糖药或富含膳食纤维的食物，以降低饮食量，增加饱腹感，提高胰岛素的敏感性,减少胰岛素的用量。

（3）过敏反应。胰岛素过敏多由于应用动物胰岛素与非纯性胰岛素所致,可分为局部与全身过敏。如出现荨麻疹、紫癜、胃肠道反应、支气管哮喘等,甚至发生急性肺水肿、过敏性休克等,这些情况主要由于胰岛素制剂质量不纯所致。轻者可服用抗组胺药物治疗,重者可给予肾上腺素等。必须使用胰岛素制剂者,可换用高纯度的胰岛素制剂或进行胰岛素脱敏疗法。

（4）胰岛素性水肿。未控制前,体内常有失水、失钠、细胞外液减少的现象,一旦接受胰岛素治疗,血糖控制后4～6天,体内水、钠潴留,引起水肿。水肿多见于面部及四肢,一般数日内可自行消失,水肿较重者可调换制剂。

（5）胰岛素抗体。由于长期应用胰岛素,血中出现胰岛素抗体,导致患者每日胰岛素用量超过200单位,这种情况被称为胰岛素抵抗或胰岛素抗药性。如果产生胰岛素抗体,可更换胰岛素剂型或使用高纯度胰岛素。

（6）局部皮下脂肪萎缩。注射部位出现凹陷或硬结,这可能与胰岛素制剂中有杂质有关,当停止该部位的注射后可缓慢恢复。勤更换注射部位,勤更换高纯度胰岛素,或进行局部理疗,可预防此种不良反应。

（7）屈光不正。多由胰岛素使血糖水平迅速下降,从而对晶状体内及玻璃体内渗透压产生影响,发生远视所致。此属暂时性变化,血糖水平恢复正常后一般就可迅速消失,不致发生永久性损伤,故不必配镜矫正。

（8）皮下脂肪纤维化增生。多见于胰岛素反复多次注射处。此种变化可能是由于胰岛素促进局部脂肪组织生长所致,一般采用高纯度制剂能防止这种情况的发生。

女性糖尿病患者在特殊时期用药应怎样调节剂量

(1)月经期。糖尿病妇女行经前期,血糖波动较大,血糖增高,尿糖增多,此时患者的胰岛素用量需增加。在增加胰岛素剂量的同时,必须设法预防低血糖反应。多数患者可在行经前几天采取"少吃多餐"的方法,不改变胰岛素的用量,也可保持血糖稳定。若行经后病情稳定,胰岛素用量应及时恢复行经前的剂量。

(2)妊娠期。孕妇禁用口服降糖药,包括阿卡波糖(拜糖平),要改用胰岛素治疗。因口服降糖药能通过胎盘,易使胎儿出现低血糖,而且口服降糖药还可能导致胎儿生长发育异常。在妊娠的最初 3 个月,因胰岛素敏感性改变不很明显,胰岛素用量变化不可过大,具体可根据空腹及餐后血糖水平调整胰岛素的剂量。进入妊娠中期,胰岛素敏感性逐渐降低,胰岛素用量应逐渐增加。到了妊娠晚期,胰岛素用量比孕前增加 2/3 左右。如果在胰岛素使用过程中出现低血糖症状,可略进食物加以纠正。对于在妊娠中、晚期最好以少吃多餐的方法来避免和纠正胰岛素加量后带来的不良反应。

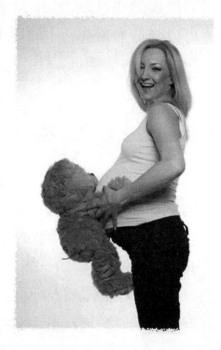

（3）哺乳期。由于分娩后，胎盘排出母体外，胰岛素拮抗激素的作用消失，胰岛素的敏感性增加，故胰岛素剂量需要减少。否则，产妇会出现低血糖反应。哺乳期也不能使用口服降糖药，因为口服降糖药可以进入乳汁，易引起宝宝低血糖，不利于宝宝健康成长。

怎样用针灸治疗糖尿病

针灸疗法也是治疗糖尿病的基本方法之一。针灸疗法由于具有取穴方便，操作简单，疗效显著，不良反应少，易于推广等优点，日益受到人们的重视。

针灸之所以能够降低血糖、尿糖，主要因其能调整胰岛素对糖原的合成代谢与氧化酶解作用，并能使组织利用葡萄糖。同时针灸还可以刺激神经系统，刺激胰岛素的分泌，并抑制糖尿病的恶性刺激，从而达到降低血糖的目的。此外，针灸还可以降低血液黏度，加速血液流动，改善血液循环，防止血栓形成，对防治糖尿病并发症也有重要的意义。

用保健品来替代降糖药物可能会造成什么后果

糖尿病患病率的急剧增加已引起整个社会的普遍关注，市场上也陆续出现了各种有关糖尿病的保健品，包括糖尿病主食、糖果、饮料、冲剂以及各种胶囊和口服液。这些保健品中有一部分确有实效，能在一定程度上降低血糖、血压和血脂，或者在增强体质、调理机体功能上发挥辅助治疗作用；但也有一部分为了迎合市场需要而粗制滥造的假冒伪劣产品，这些产品的推销全靠不实的广告或不正当的促销手段。所以，糖尿病患者要善于保护自己，不可轻信某些商家言过其实、不负责任的宣传，以免在身体健康和经济方面受到损害。特别需要说明的是，保健食品再好也只是食品，而不是药品，它们不可能具有明显的降糖作用，所以只能以它们作为辅助治疗糖尿病的手段。

可参考选择的降糖药物有哪些

口服西药类

（1）磺脲类：最常用，如甲苯磺丁脲（D860，Tolbutamide）、格列本脲（优降糖，HB419，Glibenclamide，Glyburide，DaoniI）、格列平嗪（美吡达，Minidiab，Glucolro1，GIipizide）、格列齐特（达美康，Gliclazide）、格列波脲（克糖利，Glibornuride，Glutri1，Glutrin，R06—4563）、糖肾平（GIurenorm）、格列喹酮（糖适平，GIiguidone）。

（2）双胍类：最常用的如苯乙双胍（降糖灵，DBI，Phenethylbiguanide，Phenformin）、二甲双胍（降糖片，DMBG）、美迪康等。

中成药类

◈ 消渴丸

主要成分：北芪、生地黄、花粉、格列本脲（优降糖，每丸含 0.25 毫克，即 10 丸消渴丸含 1 片格列本脲）。

功用及主治:滋肾养阴、益气生津。具有改善多饮、多尿、多食等临床症状及较好的降低血糖的作用。主治2型糖尿病。

注意事项:由于本药内含格列本脲,所以严禁与格列本脲同时服用,以免发生严重的低血糖。伴严重的肝肾疾病者慎用,1型糖尿病患者不宜服用。

◉ 降糖舒

主要成分:由人参、生地黄、熟地黄、黄芪、黄精、刺五加、荔枝核、丹参等22种中药组成。

功用及主治:益气养阴,生津止渴。对改善口干、便秘、乏力等临床症状及降低血糖有一定作用。

注意事项:1型糖尿病及有严重并发症者不宜服用。

◉ 玉泉丸

主要成分:该药是清代古方。是在第一代玉泉丸的基础上加上葛根、天花粉、生地黄、五味子等中药研制而成。

功用及主治:益气生津,清热除烦,滋肾养阴。对2型糖尿病轻、中型患者及老年糖尿病有效。

注意事项:如长期服用部分患者有胃肠道反应。

◉ 降糖甲片

主要成分:生黄芪、黄精、太子参、生地黄、天花粉。

功用及主治:益气养阴,生津止渴。主治2型糖尿病。该药无明显不良反应。

◈ **甘露消渴胶囊**

主要成分：熟地黄、生地黄、党参、菟丝子、黄芪、麦冬、天冬、玄参、山萸肉、当归、茯苓、泽泻等。

功用及主治：滋阴补肾，益气生津。该药对四氧嘧啶性高血糖症小白鼠及大白鼠肾上腺素性高血糖症，有明显的降糖作用。主治 2 型糖尿病。该药无明显不良反应。

◈ **六味地黄丸、麦味地黄丸**

主要成分：熟地黄、山茱萸（制）、山药、牡丹皮、茯苓、泽泻、麦冬等。

功能及主治：该药有滋阴补肾功能，主治 2 型糖尿病证属肾阴虚者。药理试验表明：六味地黄丸、麦味地黄丸、金匮肾气丸不仅具有降糖作用，而且还具有降脂作用。

注意事项：阴虚化热型糖尿病不宜服用。

◈ **石斛夜光丸**

主要成分：天冬、人参、茯苓、麦冬、熟地黄、生地黄、菟丝子、菊花、草决明、杏仁、干山药、枸杞子、牛膝、五味子、蒺藜、石斛、苁蓉、川芎、炙甘草、枳壳、青葙子、防风、乌犀角、羚羊角、黄连。

功用及主治：滋补肝肾，养肝平肝明目。对糖尿病视网膜病变及糖尿病性白内障早期有一定疗效。

◈ **明目地黄丸**

主要成分：熟地黄、生地黄、山药、泽泻、枣皮、丹皮、柴胡、茯神、当归、五味子。

糖尿病的治疗与调养

功用及主治：有滋补肝肾、平肝明目功效，对糖尿病性视网膜病变及白内障早期有一定疗效。

◈ **参芪降糖片**

主要成分：人参皂苷、五味子、山药、生地黄、麦冬等。

功用及主治：益气养阴，滋脾补肾。有一定降糖作用。主治 2 型糖尿病。

注意事项：实热证者禁用。

◈ **渴乐宁胶囊**

主要成分：黄芪、地黄等。

功能及主治：益气养阴生津。本药有降低血糖、提高血浆胰岛素和 C 肽水平的作用。主治气阴两虚型糖尿病，症见口渴多饮、五心烦热、乏力多汗、心悸等。

◈ **消渴灵片**

主要成分：地黄、五味子、麦冬、牡丹皮、黄芪、黄连、茯苓、红参、天花粉、石膏、枸杞子。

功能及主治：滋补肾阴，生津止渴，益气降糖。主治 2 型糖尿病。

◈ **金芪降糖片**

主要成分：黄连、黄芪、金银花。

功能及主治：有清热益气功效，主治气虚内热消渴病，症见口渴喜饮，易饥多食，气短乏力等。适用于轻、中型 2 型糖尿病。

注意事项：偶见腹胀,继续服药后,自行缓解。

◈ **糖脉康颗粒**

主要成分:生地黄、桑叶、黄连、黄精、淫羊藿、丹参、牛膝、黄芪、赤芍等。

功能及主治:该药有益气养阴,活血化瘀功效,主治非胰岛素依赖型糖尿病,对防治糖尿病并发症也有一定作用。

具降糖功效的中草药

(1)人参。人参能促进和调节人体新陈代谢,增强机体抵抗力。人参能改善糖尿病患者的一般情况,有降血糖的作用。

(2)黄芪。黄芪有强心作用,另外有保护肝细胞的作用,防止肝糖原减少,促进肝细胞再生。有轻度降血糖和降压作用。

(3)玄参。玄参有扩张血管作用,并有促进肝细胞再生及抗脂肪肝作用。

(4)枸杞子。枸杞子有降低血糖和降压作用,并有促进肝细胞再生及抗脂肪肝的功能。

(5)生地黄、熟地黄。两者均有降低血糖作用。

(6)生山药。对糖尿病有一定疗效。

(7)地骨皮。地骨皮含有不饱和脂肪酸和必需脂肪酸、亚油酸等,具有降血脂、抗脂肪肝作用,并有降低血糖的作用。

(8)葛根。除消炎解热作用外,还有降血糖作用。

(9)黄芩。有抗脂肪肝、降低血糖及降血压的作用。

（10）五味子。对中枢神经系有兴奋作用，同时有强心和促进新陈代谢的作用，可改善糖尿病患者的全身状况。

（11）知母。除有消热、抗菌、镇痛作用外，还有降低血糖作用。

（12）玉竹。有强心作用和降低血糖作用。

（13）苍术。苍术含大量维生素类物质，所以可治疗缺乏维生素引起的夜盲症及角膜软化症。动物实验有降血糖作用，大剂量可降血压。

（14）茯苓。有利尿、镇痛及降血糖作用。

（15）玉米须。有利尿、降压功能，促进胆汁分泌，降低血黏度。动物实验表明，有明显的降血糖作用。

此外，白芍、苦荞麦、火绒草、地骨皮、黄精、大黄、三白草、魔芋、僵蚕、千屈菜、无花果、鼠尾藻、角叉菜、黄蜀葵、半枝莲、软蒺藜等均有降糖功效。

糖尿病患者的
保养与保健

　　情绪不稳定、脾气暴躁的患者，其血液中的肾上腺素含量较高，肾上腺素不仅可以使血糖升高，还会使血小板功能亢进，造成小血管栓塞，从而诱发各种并发症。因此，不良的精神因素不利于对糖尿病的控制。

糖尿病患者的心态调理

树立战胜糖尿病的信心对患者有什么好处

糖尿病是一种慢性病，需要终身治疗，因此，当患者被确诊为糖尿病后往往会产生很大的精神压力。很多患者都会产生焦虑、忧伤的情绪，担心自己再也不能像正常人一样生活、工作，甚至因此而心情烦躁、生气发怒。殊不知，不良的心理因素对糖尿病病情的影响非常大。

中医学认为，七情过极可导致人体气血紊乱；气郁日久便能化火，以灼伤体液；阴虚则阳亢，引起消渴病。医学研究也证实，心理因素影响糖尿病的物质基础是肾上腺素。情绪不稳定、脾气暴躁的患者，其血液中的肾上腺素含量较高，肾上腺素不仅可以使血糖升高，还会使血小板功能亢进，造成小血管栓塞，从而诱发各种并发症。因此，不良的精神因素不利于对糖尿病的控制。

糖尿病患者怎样克服不良的情绪

糖尿病患者克服不良情绪，可尝试以下精神放松法：

（1）静养片刻。关起门来，不想事情，不听电话，更不要考虑时间的流逝，使大脑得到充分休息。

（2）打个盹儿。尽管手头工作很忙，如果精神疲惫不堪，也不妨放松一下自己，把工作放在一边，双手放在桌子上，头靠双臂，打个盹儿。

（3）听听音乐。当精神过分紧张和疲劳的时候，应当停止一切工作，打开录音机，欣赏一曲美妙的旋律。如果自己高歌一曲，更是有效的舒缓方法，会让人顿时感到头脑清醒，精神振奋。

此外，做一次深呼吸，给朋友打打电话聊聊天，吃些点心，修剪花草或者洗个澡等，都能使精神得到放松，对缓解疲劳十分有益。

怎样面对糖尿病

（1）坦然对待。既然已经确诊为糖尿病，就应对它有全面、正确的认识。糖尿病是由多种因素诱发的，以糖类、蛋白质、脂肪代谢紊乱为特征的全身性代谢性疾病，它需要定期监测，终身治疗。因此，不要抱过分乐观的态度，认为它如同感冒一样，经过一段时间的治疗就会痊愈；同时，也不要过分紧张或忧虑。只要严格按照医嘱接受正规治疗，病情完全可以得到良好的控制，糖尿病患者可以像正常人一样生活并且长寿。

（2）积极治疗。要定期监测，不要觉得麻烦，因为只有通过全面、系统的身体检查才能发现有无并发症。经常定期检测有关指标，可以防微杜渐，防止或延缓并发症。

总之，对糖尿病要抱着科学的态度，既要全面了解它的危害性，又要懂得治疗糖尿病的必要性、可行性，保持乐观开朗的心态，从各个方面积极配合治疗。

患者为什么要了解糖尿病知识

糖尿病是一种全身性的、需要终身治疗的疾病，平时治疗的效果如何，将直接影响病情的发展。

大量调查表明，是否懂得糖尿病知识对治疗效果的影响非常大。因为只有懂得糖尿病知识的患者才能对疾病有正确的认识，保持良好的心态，并能够根据学到的糖尿病知识调整自己的饮食起居，随时做好自我检测，为医生的治疗提供可靠的依据，从而更好地控制病情。

比如，部分肥胖的 2 型糖尿病患者，可以通过控制饮食和适当锻炼来减轻体重，这有利于减少降糖药剂量，甚至可以不服药就把血糖控制在理想水平；对于注射胰岛素治疗的患者，如果学会糖尿病知识，能定期检测血糖或尿糖水平，并随时调整胰岛素用量，就可以将血糖控制在正常或接近正常的水平。

宣传册和书籍是糖尿病防治教育最重要的渠道，但患者可能不会通读或完全理解其中的内容。因此，糖尿病患者应经常与医护人员进行交流，不断获得控制糖尿病病情的新知识；通过积极的交流，还可将病情发展及时反馈给医护人员，使其对治疗方案的实施情况进行正确评价，及时、恰当地调整治疗方案，使病情得到合理控制。

糖尿病的治疗与调养

如何学会自我暗示疗法

自我暗示是暗示疗法中的一种，是人通过自身语言、形象与想象等方式对自己施加影响，并逐渐强化的心理过程。自我暗示将使自己的心境、情绪、意志、兴趣、思想、行为及生活过程都发生某种变化。积极的自我暗示，在增强机体抵抗力方面，常能起到积极的作用。

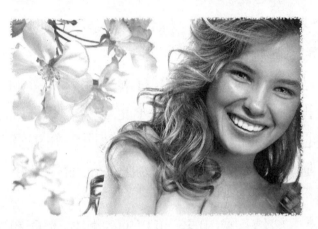

医学研究显示，自我暗示疗法并非唯心，它具有心理医学的特性，是通过充分调动积极进取、奋发向上的精神，来发挥人的生命潜能的一种有效的医学技术。糖尿病等慢性病患者应在心理医生的指导下努力学习并掌握它。生活中应当一切向前看，比如，用药要认为它一定有效，用餐要认为它一定好吃，运动要认为它一定会使身体越来越强壮，睡前要认为自己必定能睡个好觉等。长此以往，患者的心理承受能力就会增强，糖尿病病情也会逐步好转。

克服糖尿病带来的压力

必须克服哪两种心态

当确诊为糖尿病时，许多患者往往不能接受这一事实，怀疑医生诊断有误,拒绝接受治疗,而且依然我行我素,不注意日常饮食;还有些患者自认为得了糖尿病无非就是血糖高些,对身体无大影响,于是对疾病采取满不在乎的态度,导致病情进一步恶化。这两种态度都是要不得的。

怎样帮助患者克服紧张的情绪

引起糖尿病患者精神紧张的因素有很多,一般分为内因和外因。内因多由患者本身引起,如有些患者认为自己患了不治之症,从而在精神上紧张起来;有些患者看到其他糖尿病患者出现视网膜病变而失明,或下肢血管病变而截肢时,联想到自身的病情,也备感紧张;还有些患者则因为家庭负担过重而焦虑等。外因主要是指工作、人际关系等环境因素造成的心理紧张。经常处于精神紧张状态的糖尿病患者应懂得,紧张也是造成糖尿病血糖偏高的因素之一,因此要积极调节情绪,克服紧张心理。有些糖尿病患者出现较重的并发症,多是因为病情控制不佳造成的,如果积极接受治疗,纠正体内糖类、蛋白质、脂肪代谢紊乱,完全可以防止或延缓糖尿病并发症的发生和发展。因此,患者的家属、朋友、同事都有责任和义务积极配合,为患者营造一个和谐的生活、工作环境,以解除其紧张情绪。

帮助情绪焦虑的患者要做哪些工作

糖尿病是一种难以治愈的终身性疾病,可能出现多种并发症,加之许多患者对糖尿病知识知之甚少并存在许多误解,因此患者难免产生焦虑的情绪,非常不利于疾病的治疗。对于焦虑的患者,要耐心地听其倾诉,进行心与心的交流,尽快安抚患者的情绪,给患者以支持、鼓励,适时向患者介绍糖尿病知识,指导患者如何选择食物,控制饮食,帮助患者制定生活作息表,鼓励患者积极进行体育锻炼,以扭转其消极心态。总之,要指导患者进行自我调节,使患者正视自己的病情,正确对待生活,从而消除心理障碍。

情绪容易暴怒的患者要了解什么

糖尿病虽属终身性疾病,但多数患者经饮食控制、适量运动及合理用药是能够将血糖降至较理想的水平的。但也有些患者血糖不稳定,忽高忽低,专家认为多半与其心理因素相关,即不良的情绪变化导致了血糖的波动。有关资料表明,因心理因素引发糖尿病的患者占患者总数的60%以上。其中尤以暴怒对糖尿病患者的影响最大。这是因为暴怒会使人的交感神经高度紧张和兴奋,机体为应付外来的刺激,必须迅速作出反应。一方面,在大脑的调控下,儿茶酚胺释放量增多,肾上腺分泌出比正常情况下更多的肾上腺素。当激素分泌过多时,肝中的糖原即转变成葡萄糖释放到血液中,以提高血中葡萄糖浓度;另一方面,为保证机体在应激时对能量的需要,机体还会抑制胰岛素的分泌,这无疑会使血糖进一步上升。健康人在暴怒过后,胰岛素的分泌能迅速恢复正常,使上升的血糖降下来,但糖尿病患者的胰腺一时难以分泌出足量的胰岛素,因此,血糖就会维持在很高的水平上。久而久之,糖尿病患者的病情就有可能恶化。所以,糖尿病患者一定要善于控制情绪,特别不要动辄生气、发怒。

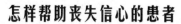

怎样帮助丧失信心的患者

治疗效果不佳的患者,往往会对治疗产生抵触情绪,认为糖尿病无药可医,于是就自暴自弃,不配合治疗,或对医护人员采取不信任的态度。这种心理不仅不利于改善病情,而且很可能造成生命危险。对于这类患者,可以先用温和的语言、熟练的操作、丰富的医疗护理基础知识取得其信赖,主动与患者谈心,合理提供治疗信息,并就病情变化、检验结果等向患者进行科学的、保护性的解释,帮助患者重新树立治疗信心。只有用正确的人生观、社会观感染患者,才能促使患者克服厌世的心理,增强战胜病魔的信心。

怎样避免病急乱投医

原发性糖尿病的病因至今尚未完全探明,因此,糖尿病目前尚无根治措施。采用饮食治疗、运动疗法、口服降糖药、注射胰岛素以及传统医药治疗,只能有效地控制病情,但还不能根治糖尿病。即使有的患者经过适当的治疗后,症状消失,血糖、尿糖恢复正常,与正常人一样参加工作及劳动,但若做葡萄糖耐量试验,也仍会呈糖尿病曲线。如果此时不注意调养、不控制饮食或不按医生的要求治疗,还会出现高血糖及尿糖。也就是说,糖尿病是终身性疾病,需长期坚持治疗,即使病情控制理想,也要坚持饮食治疗,并定期到医院复查。因此,糖尿病患者切忌病急乱投医,偏信根治糖尿病的"灵丹妙药",以免延误病情。

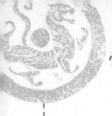

糖尿病患者的自我调理和日常监护

做好病情观测记录有什么好处

做好每天的病情观测记录,能够翔实、准确地了解患者在日常生活中的病情变化,对改进治疗方法,增强治疗效果具有十分重要的意义。

病情观测记录的内容至少应包括日期、进食量、饮食分配情况、尿量及尿糖情况、空腹血糖水平、尿酮体水平、糖化血红蛋白水平、口服药或胰岛素使用情况、备注等。备注上可注明特殊饮食、生病情况、睡眠情况、运动量、情绪波动、月经情况、有无低血糖症发生等。看病时将这些记录提供给医师,可以作为调整饮食、运动,特别是调整治疗方案的依据。患者本人也可以根据病情观测记录分析自己的病情变化,总结有益于控制病情的经验,以便更好地控制糖尿病,延缓或避免糖尿病急、慢性并发症的发生。

患者怎样留取尿液标本

糖尿病患者经常要检查尿糖,因此应学会正确留取尿液标本的方法：

（1）取清晨第一次尿液为好，因为早晨的尿液较浓，尿量和成分相对稳定，可以比较前后结果。

（2）如果检查空腹尿液，必须是早餐前的第一次小便。如果检查尿糖、蛋白质、尿胆原等，最好是收集饭后 2～3 小时排出的小便。

（3）采集尿液时，要舍去开始排出的一段，然后留取约 20 毫升。

（4）女性患者在留小便标本时，要先洗净外阴部，避免阴道分泌物或白带影响化验结果。女性月经期，暂停尿液检查。

（5）采集小便后，应立即送去检查。如果放置时间长，尿内蛋白质变性，红细胞破坏会影响检查结果。夏天不要超过 10 分钟，冬季也不要超过半小时。

怎样用酮体试纸检测尿酮体

酮体试纸法具有操作方便的特点，是尿酮检测的常用方法。

操作方法：将尿酮体试纸浸入尿液中，约 1 秒后取出，2 分钟后观察试纸颜色变化，并与标准色板对照，即可得出检查结果。

判断结果：呈淡黄色，表示尿中无酮体；呈深黄色，为 1 个加号（＋），表示尿中含酮体 0～15 毫克/100 毫升；呈淡紫色，为 2 个加号（＋＋），表示尿中含酮体 15～40 毫克/100 毫升；呈紫色，为 3 个加号（＋＋＋），表示尿中含酮体 40～80 毫克/100 毫升；呈深紫色，为 4 个加号（＋＋＋＋），表示尿中含酮体 80～100 毫克/100 毫升。

试纸取出后,迅速盖紧瓶盖,保存在阴凉干燥处,以防其失去活性。

怎样用酮体粉检测尿酮体

酮体粉由亚硝基铁氰化钠 1 克、无水碳酸钠 20 克、硫酸铵 40 克 3 种成分组成,是粉状混合物。

操作方法:取酮体粉 1 小匙,放入带凹槽的磁板中,加新鲜尿液 3～4 滴,以浸湿粉末为度,1～2 分钟后观察颜色变化。

判断结果:根据反应后颜色的变化作出判断。颜色不变为阴性;呈淡紫色为弱阳性;如果迅速变成深紫色,为强阳性。

怎样使用尿糖试纸

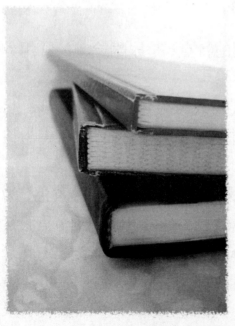

由于尿糖试纸具有快速、方便、廉价的优点,现在已被广大糖尿病患者所采用。通过尿糖试纸检查,可自我掌握尿糖变化情况,有助于控制病情发展。

操作方法:首先将尿糖试纸浸入尿液中,湿透约 1 秒后取出,在 1 分钟内观察试纸的颜色,并与标准色板对照,即能得出测定结果。

判断结果：根据尿中含糖量的多少，试纸会呈现出深浅度不同的颜色变化。因试纸的颜色变化各异，故得出的化验结果也不一样，有阴性和阳性之分。如试纸呈蓝色，符号为（－），说明尿中无糖，代表阴性结果；呈绿色，为1个加号（＋），说明尿中含糖0.3%～0.5%；呈黄绿色，为2个加号（＋＋），尿中含糖0.5%～1.0%；呈橘黄色，为3个加号（＋＋＋），尿中含糖1%～2%；呈砖红色，为4个加号（＋＋＋＋）或以上，尿中含糖2%以上。

使用试纸时，需把一次所需要的试纸全部取出，然后盖紧瓶塞，保存在阴凉干燥处。

血糖试纸应怎样保存

（1）试纸应于干燥、避光处密封保存。

（2）试纸筒盖内的干燥剂能使试纸保持干燥，每次取出试纸后要立即盖紧筒盖，以免试纸受潮，也可避免干燥剂因暴露在空气中而失效。

（3）保证未用的试纸始终储存在原装筒内，不要将未用过的试纸分装在旧筒或其他容器内，也不要将已用过的试纸混装在现用的试纸筒内。

（4）注意试纸的有效期，确保在有效期内用完。

检测血糖时要注意哪些问题

（1）注射胰岛素和促胰岛素分泌剂的患者应每日检测血糖1～4次。

（2）1 型糖尿病患者应每日至少检测血糖 3 次或 4 次。

（3）并发其他疾病期间或血糖超过 16.7 毫摩 / 升时，应测定血、尿酮体。

（4）血糖控制差或病情不稳定的患者以及患上其他急性病者应每天检测，直到血糖得到良好的控制。

（5）血糖控制良好或病情稳定的患者应每周检测 1 天或 2 天。

（6）血糖持续稳定者检测的次数可相应减少。

自己检测血糖时应怎样采血

（1）彻底清洗和干燥双手。

（2）温暖并按摩手指以增加血液循环。

（3）让手臂自然下垂片刻，使血液流至指尖。

（4）用拇指顶紧要采血的指间关节，再用采血笔在指尖一侧刺破皮肤。

（5）刺破皮肤后勿加力挤压，以免组织液混入血样，造成检测结果偏差。

（6）血糖仪的保存温度通常为 –40～–70℃，温度不宜过高，以免损坏；相对湿度应在 85％ 以下。应避免将血糖仪存放在电磁场（如移动电话、微波炉等）附近。

采血针为什么不能反复使用

已经使用过的采血针，其针尖会随着使用次数的增加而越来越钝。不再锋利的针尖会增加患者在采血时的疼痛感。

更为重要的是，使用过的采血针上容易繁殖细菌，直接危害患者的健康。因此，血糖检测完毕后，应立即丢弃使用过的采血针。

怎样看血糖仪检测结果

糖尿病患者与正常人一样，血糖水平除受身体状况和自身激素变化的影响外，还受情绪、饮食、运动及药物等因素的影响，一天中血糖值都在不断变化，因此每次测得的血糖值都有差异。如果对测试结果有疑问，可在同一时间连续测2次或3次，如结果相差大，应回顾测试步骤是否正确、试纸是否过期。血糖特别不稳定者，应及时寻求医务人员的指导，科学地进行血糖自我检测。

下午检测血糖弊端在哪里

医生会在一天内的不同时间里检查糖尿病患者禁食期间的血糖水平，以核实早晨与下午检查结果是否相同。目前判断糖尿病的标准是，血糖水平达到或超过 7.0 毫摩 / 升即为糖尿病，但这一标准只适用于患者清晨血液样品的检查结果。有研究发现，人体早晨的血糖水平明显高于下午，患有糖尿病的人如果在下午进行检查，很可能被误诊为是健康人。因此，不宜在下午检测血糖。如果需要在下午作血糖检查，应把判断糖尿病的血糖标准下调 0.67 毫摩 / 升。

糖尿病患者怎样防止出现低血糖

在糖尿病的治疗过程中，患者常常因各种原因而出现低血糖反应。低血糖反应会减少脑细胞的供能，导致脑细胞坏死与软化，如持续低血糖昏迷超过6小时，脑损伤即不可逆转；同时，低血糖反应还会减少心脏的供能与供氧，易诱发心律失常和急性心肌梗死。因此，糖尿病患者应积极防治低血糖：

（1）采用少食多餐的进餐方法，选择低糖类、高蛋白质的食物，能有效减少低血糖反应。

（2）根据血糖水平及时调整胰岛素剂量。使用混合胰岛素时，注意短效与长效胰岛素的调配比例。

（3）经常变换胰岛素皮下注射部位，选择吸收良好、无硬结的部位注射。

（4）注射胰岛素后要按时就餐，控制运动量。

（5）血糖较高的患者使用胰岛素时，要注意掌握适当剂量，使血糖平稳下降，可避免相对性低血糖的发生。

（6）老年、营养不良及肝肾功能不全者，应尽量选用半衰期短、降糖温和的磺脲类药物，如美吡达、达美康等，慎用或禁用优降糖等半衰期长、降糖作用强的药物。

（7）服用磺脲类药物期间，禁饮酒，慎用水杨酸、磺胺药及肾上腺素 β 受体阻滞剂。要使患者的血糖下降到接近正常水平，而又不出现低血糖反应，就需要多次测定血压，并适当调整各时、各次的胰岛素剂量。

（8）接受手术或分娩时，会引起血糖波动，部分患者术后不能进食，需要静脉注射来补充热量，并在各个时段多次测定血糖，以确定胰岛素与葡萄糖的比例，控制血糖，有利于术后恢复。

什么是糖尿病的苏木杰反应

　　苏木杰反应主要表现为夜间低血糖，早餐前高血糖，简单地说，也就是"前低后高"现象。口服降糖药或胰岛素使用过量导致夜间低血糖反应后，机体为了自我保护，通过负反馈调节机制，使具有升高血糖作用的激素（如胰高糖素、生长激素、皮质醇等）分泌增加，于是血糖便出现了反跳性升高。苏木杰现象的处理措施是：

　　（1）减少晚餐前胰岛素的用量。

　　（2）睡前尿糖阴性或血糖接近正常水平者，可适当进食少量糖类。

怎样防止糖尿病的黎明现象

　　黎明现象表现为凌晨 3 时高血糖和早餐前高血糖，简单地说，也就是"高后高"现象。它主要与机体胰岛素分泌不足、胰岛素拮抗激素（如生长激素、皮质醇、肾上腺素、去甲肾上腺素等）分泌增加，以及胰

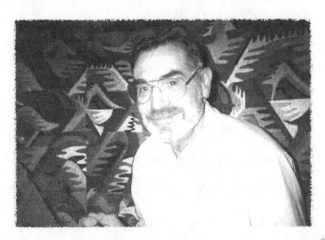

岛素抗体产生有关。在以上综合因素的共同作用下，导致血糖不能被充分利用而出现高血糖。黎明现象的处理措施是：

（1）餐前短效胰岛素加长效胰岛素混合注射。

（2）晚餐前或睡前加用中效胰岛素。其中，在睡前加用中效胰岛素效果最好，因为它的作用高峰时间恰好可位于黎明前后，也就能充分满足黎明时机体对胰岛素的需要。

（3）可将早餐前使用的胰岛素提前在早晨6时注射，以缩短高血糖持续时间。

（4）应用胰岛素闭环泵治疗，可依据患者的血糖高低自动调节胰岛素输入量。这也是目前最理想的方法，缺点是费用昂贵，难以普及。

糖尿病患者发生继发感染怎么办

糖尿病患者由于体内代谢发生紊乱，免疫功能减弱，再加上营养不良等因素，使机体抵抗力进一步下降，所以容易招致多种感染。因感染致死的糖尿病患者在10%以上，而老年糖尿病合并感染者死亡率更高。因此，对此症要采取措施积极防治。具体措施如下：

（1）积极治疗糖尿病，尽量使血糖得到有效控制，纠正代谢紊乱，这是最根本的办法。

（2）注意卫生，特别是饮食卫生。勤洗澡，勤换衣，勤洗手、勤洗头、勤漱口；妇女应注意保持外阴清洁。

（3）及时消除各种感染源。如有甲沟炎、鸡眼、胼胝、脚癣、甲癣等感染，应及时治疗；尽量避免外伤，以防细菌进入血液。

（4）坚持参加适当的体育锻炼，增强体质，增加机体免疫力。

（5）应用抗生素治疗。剂量、疗程都要足够，感染严重者以静脉给药、联合用药为原则，住院患者则根据药敏为指导。但不宜长期用药或预防性用药。

（6）外科治疗。当合并痈、蜂窝织炎、皮肤感染时，可用清创或切开引流等外科治疗。

（7）发生急性感染后，要及时就医。已用胰岛素治疗者，可适当增加剂量，以防病情恶化；未用胰岛素治疗者，必要时可改用胰岛素治疗。

怎样防止糖尿病酸中毒

酸中毒，又称糖尿病酮症酸中毒，是糖尿病最常见的急性并发症。此症对糖尿病患者危害极大，主要表现为恶心、呕吐、厌食、腹胀痛、疲倦、心跳加快、呼吸深长、呼出气体有烂苹果味，甚至昏迷。出现这种情况时，应立即抢救治疗，否则可能危及生命。具体措施如下：

（1）坚持长期严格控制血糖，积极治疗糖尿病，不要因迷信偏方而随意中断胰岛素治疗。

（2）节制饮食，特别要禁食肥肉等富含脂肪的食物；严禁饮酒。

（3）注意防止感染、劳累过度、情绪不稳等诱发因素。

（4）当处于各种应激状态时，如急性心肌梗死、严重感染、外科危重症手术等，需暂时用胰岛素代替口服降糖药物，以防酮症酸中毒。

（5）坚持必要的血糖和尿酮体监测，血糖持续高于13毫摩／升时，应监测尿酮体；一旦发现尿中有酮体，就要及时去医院治疗。

尿酮体出现突变时怎么办

当糖尿病患者尿酮体突然出现病变，医生又不在身边时，这时，患者及其家属要积极采取自救措施，以免病情进一步恶化。

1. 如果自测尿酮体结果为"＋"，即高于15毫克／分升时，患者可采取以下措施：

（1）继续注射胰岛素或口服降糖药(双胍类降糖药除外)，并可适当增加剂量。

（2）口服盐开水（1000毫升水加9克食盐）或生理盐水。

（3）停止运动疗法。

（4）每2~3小时肌内注射短效胰岛素1~2次。

（5）每隔2小时测定血糖和尿酮体1次。

（6）如果连续2次的测定结果不下降，应尽快到医院就诊。

2. 如果自测尿酮体结果为"＋＋"，即高于40毫克／分升时，应迅速到医院就诊。

3. 如果出现酮症酸中毒症状，又不能自测血糖和尿酮体时，应迅速到医院就诊。如果不能及时到达医院，应保证摄入充足水分。

如何预防糖尿病患者高渗性昏迷

糖尿病高渗性昏迷是一种常发生在老年 2 型糖尿病患者中的急性并发症。其主要表现为恶心、呕吐、厌食、疲倦、心跳加快, 很容易发生昏迷。一旦发病, 并发症多, 病死率高达 40%。此症即使诊断及时, 治疗积极, 死亡率仍很高, 因此积极预防极为重要。具体措施如下:

1. 早期发现并严格控制糖尿病。

2. 防治感染、应激、高热、胃肠失水、灼伤等多种情况, 以免发生高渗状态。

3. 注意避免使用使血糖升高的药物, 如利尿剂、糖皮质激素、心得安等; 注意患者在进行各种脱水疗法、高营养流汁、腹膜及血液透析时的失水状况。

4. 对中年以上患者, 无论是否有糖尿病史, 如有以下情况时, 就应警惕本症的发生, 立即进行实验室检查:

（1）有进行性意识障碍和明显脱水表现者。

（2）有中枢神经系统症状和体征, 如癫痫样抽搐和病理反射呈阳性者。

（3）在感染、心肌梗死、手术等应激情况下出现多尿者。

（4）在大量摄取糖类或应用某些引起血糖升高的药物后, 出现多尿和意识异常者。

（5）有水摄入量不足或失水病史者。

糖尿病患者为什么要重视血脂检测

血脂过高, 会导致血管管壁狭窄而引起心脏病或中风。

糖尿病的治疗与调养

糖尿病多伴有血脂异常，随着糖尿病得到较好控制后，血脂水平会显著改善。如果血糖已正常维持一段时间，甚至糖化血红蛋白水平也已恢复至正常，但血脂水平仍很高，这说明很可能还有其他引起高血脂的因素，如家族性高脂蛋白血症、甲状腺功能减退、肾病、其他内分泌疾病、不当使用某些药物如雌激素、肾上腺素、普萘洛尔（心得安）等及过多进食高脂肪、高胆固醇食物等。

糖尿病初诊时的血脂水平如果正常，应每半年检查一次。如果出现异常，应先控制糖尿病，病情稳定后再复查血脂，如仍为异常，应根据血脂异常的情况，选用降血脂的药物，并在 15～30 天后复查 1 次，直到血脂水平恢复正常为止。糖尿病患者切不可忽视对血脂的检测。

糖尿病患者定期检查肝功能有什么必要

肝脏是胰岛素作用和胰岛素分解代谢的主要部位，肝脏功能与糖类、脂肪和蛋白质代谢关系密切。糖尿病极容易造成脂肪代谢紊乱和脂肪肝，甚至导致肝硬化。同时，由于所有的药物都需要通过肝脏进行解毒，肝脏功能状况的好坏是决定糖尿病治疗手段的重要依据。如果糖尿病患者肝脏功能不好，有些药物如苯乙双胍（降糖灵），就不宜选用，否则可能会加重肝脏负担，使肝功能进一步受损，甚至引起致命的乳酸性酸中毒。因此，在糖尿病的治疗过程中，糖尿病患者不可忽视对肝功能的检测。

肝功能正常的患者可平均每半年到 1 年检测 1 次肝功能，检查内容包括丙氨酸氨基转移酶、天冬氨酸氨基转移酶等,排除肝源性糖尿病,决定是否可以使用口服降糖药。如果在开始时肝功能就不正常,或者本来血糖控制就不很满意,那么就要增加肝功能测定的次数。

糖尿病患者为什么要重视肾功能的检测

肾脏是体内糖类及胰岛素代谢的重要场所,在糖类及胰岛素代谢中的地位仅次于肝脏。肾功能的好坏可不同程度地反映糖尿病控制的好坏,尤其是糖尿病病程较长者。肾脏功能的变化也是调整糖尿病治疗方案的主要依据。

从某种程度来讲,只要糖尿病发生,就意味着肾脏的功能开始受到损害。肾脏功能明显降低后,胰岛素代谢速度减慢,发挥作用的时间延长,糖尿病、肾病患者发生低血糖的概率就会大大增加。另外,由于各种药物代谢的排出速度都降低,这些药物就容易在体内积存起来,进一步增加肾脏的负担,并使药物的不良反应加大,因此降糖药积累引起低血糖的概率也会增大。糖尿病患者千万不可忽视对肾功能的检测。

糖尿病患者为什么要预防便秘的发生

对于糖尿病患者来说,便秘虽然很常见,但颇具威胁性。便秘时会导致某些毒素被吸收,另外,在用力排便时,血压较平时水平可升高 1 倍,收缩压可达 200 毫米汞柱以上。这种血压状态对于糖尿病患者合并有视网膜病变和合并有冠心病或脑出血、动脉粥样硬化的患者十分不利:急剧升高的血压容易引起视网膜出血，严重者可导致失明；而便秘对心脏造成的巨大负荷可能导致心脏缺血、脑缺血，可诱发心绞痛、心肌梗死或脑梗死等危险状况。因此，糖尿病患者宜积极预防便秘，做好以下几点：

（1）每天定时排便，可有意识地安排在清晨起床后或饭后，以建立排便的条件反射。

（2）增加食物中的膳食纤维素，必要时可补充膳食纤维制品。食物纤维在胃肠道不会被消化酶吸收，并能吸收大量水分，从而软化大便，增加肠内容物，并能刺激肠蠕动，使大便通畅。

（3）适当地进行体力活动和锻炼，多走路，有利于胃肠道的蠕动。

糖尿病患者为什么应经常检查眼睛

糖尿病对眼睛的影响非常大，严重者可致失明。糖尿病引起双目失明的病例要比非糖尿病失明病例高出 25 倍，因此，可以说糖尿病是引起双目失明最重要的原因之一。

糖尿病从外到里可影响眼睛各组织结构，比如可使角膜溃疡、青光眼、白内障、玻璃体出血机会增多，更可造成不同程度的糖尿病视网膜病变。这些眼病中，对视力影响最大的是白内障和糖尿病视网膜病变。糖尿病眼部病变的早期，视力不受影响，许多糖尿病患者便忽略检查及保护眼睛，但当病情进一步发展，不仅视力会急剧下降，而且还有失明的危险。因此，糖尿病患者切不可忽视对眼睛的保护。

糖尿病患者保护眼睛要做到哪些

糖尿病对眼睛的影响很大,严重者可致失明。糖尿病患者应在医生的指导下,加强眼睛的保健。具体应做到:

(1)注意饮食调养,加强锻炼,尽量将血糖维持在正常水平。

(2)戒烟。

(3)重视高血脂的治疗。

(4)谨防高血压症。

(5)如已有糖尿病视网膜血管病变,应避免参加剧烈运动及水下运动。

(6)定期到医院去检查眼睛,包括视力和眼底检查。在发病之初,应该对眼睛进行一次全面的检查;2型糖尿病患者应在患病5年后每年检查1次。

(7)当出现视力改变时应尽快到医院就诊。

糖尿病患者为什么应重视对心脏的保护

糖尿病并发冠心病的发病率极高,而且危害很大。因此,糖尿病患者应加强对心脏的保护。具体防护措施如下:

(1)身边常备急救药物。包括缓解心绞痛发作的急救药物,如硝酸甘油、亚硝酸异戊酯、复方硝酸甘油片等,以及预防心绞痛发作的药物,如双嘧达莫(潘生丁)、地西泮片(安定片)等。

(2)保管好急救药物。要经常检查药物是否过期,一旦失效要及时更换;硝酸甘油类药物在干燥阴凉处密封放置,因此不要揣在怀中,以免体温使药物变质。

（3）为了预防紧急情况的发生,患者最好随身携带写有姓名、患病情况、家人联系电话等信息的小卡片,以便于路人进行急救和通知家属。

糖尿病患者保护肾脏要做到哪些

肾功能衰竭是糖尿病主要的致死原因之一,因此,糖尿病患者应加强对肾脏的保护。具体措施如下:

（1）确诊为糖尿病肾病的患者,只能选用格列喹酮(糖适平)、阿卡波糖(拜糖平)等口服药物或用胰岛素治疗。如已进入尿毒症期,不能再用口服降糖药。

（2）糖尿病肾病患者肾糖阈发生变化,所以不能用测尿糖来监测病情。

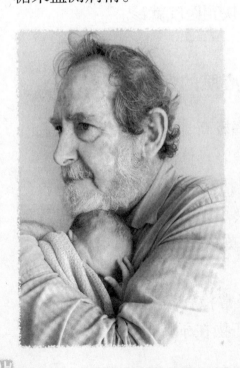

（3）严格控制血糖水平。

（4）严格控制血压,以改善肾功能。最好将血压控制在 130/80 毫米汞柱以下,降压药可选血管紧张素转换酶抑制剂、卡托普利或硝苯地平(心痛定)等。

（5）限制蛋白质的摄入。按每千克体重 0.6 ~ 0.8 克标准摄取低蛋白质饮食,并以优质动物蛋白质为主。

（6）限制盐分的摄入。盐

的摄入量应控制在 5 克 / 日以下，出现水肿症状时更要严格限制。

（7）肾功能衰竭的治疗。当已进入尿毒症期，除了以上治疗外，还要及时采用腹膜透析或血液透析的治疗方法，把血液中的废物排出体外。如果有条件进行肾移植，恢复程度会明显提高，可以延长生存时间。

糖尿病患者怎样保护足部

（1）穿鞋前应仔细检查鞋子内有无坚硬的异物，以免割伤足部。

（2）平时穿吸汗性好的棉袜和适脚的鞋子，不要赤脚走路，同时要尽量避免爬山、跑步等会对足部造成巨大负担的运动。

（3）每晚用 40～50℃的温水泡脚 15～20 分钟，以保持足部的清洁与血液畅通；为了避免足部干裂，不要使用电热毯、热水袋，也不要洗桑拿浴、泡热水澡。

（4）剪趾甲时要小心，不可剪得太深，否则会损伤皮肤，造成甲沟感染。

糖尿病患者足部一旦出现创伤怎么办

（1）即使是微小创伤，也很容易引起足部溃疡感染及坏疽，因此一定要注意检查足部是否有水疱、裂口及擦伤，一旦发现，应立即到医院进行正确处理。

（2）正确处理足部损伤。如足部有轻微擦伤，应立即用乙醇等进行消毒，再用绷带包扎，无需敷用药膏，也不要用碘酒等刺激性药水消毒，必要时可外涂龙胆紫；如有肿胀、瘀血、发红、发热症状时，应立即就医。

（3）积极防治足部真菌感染。洗脚后，可在趾间涂擦痱子粉，以保持局部干燥。如果已患足癣，可用克霉唑软膏预防感染；如有继发性感染，可使用 1：8000 高锰酸钾溶液洗脚，擦干后涂消炎药膏，再用绷带包裹，必要时应口服抗生素。

怎样检测是否出现了糖尿病足

（1）将棉花搓细，用一端轻擦足背及足底，如果没有感觉，则说明有触觉减退或消失的症状。

（2）将双足浸入 37.5℃ 左右的温水中，或用金属物体接触双足，如果没有热感或冷感，则说明双足对温度的感觉已经减退或消失。

（3）用目测或感觉的方法观察足踝和足背处动脉搏动的强度，如果搏动微弱甚至无法感觉到，则说明足部动脉供血不足，这种症状一般是由足背动脉上端大动脉血管狭窄或梗阻引起的。

如出现以上 3 种症状，患者则要及时去医院进行进一步检查，确诊是否为糖尿病足。

糖尿病足的危害是什么

糖尿病足是指糖尿病患者全身大小动脉，特别是下肢动脉出现血栓，形成血管狭窄，进而导致足部供血不足，因糖尿病神经病变而引起足部感觉缺失和损伤的足部病变,多见于糖尿病病史长、长期血糖控制不佳的中年人。糖尿病足早期会出现间歇性跛行,长时间行走后,小腿以下会感觉疼痛,休息后可自行消失,但再走路时又会出现疼痛。患者平时双足冰凉,感觉麻木,对冷热痛刺激反应迟钝甚至无感觉。一旦足部发生皮肤损伤又得不到及时有效的处理,感染就会迅速扩展,可引起化脓性皮肤感染甚至骨髓炎,严重者会危及生命。

怎样处理糖尿病患者的皮肤外伤

由于糖尿病患者整体免疫力较低,局部微循环存在障碍,因此伤口愈合比较难。如果处理不善,可能会导致皮肤软组织严重感染,甚至可能成为坏疽的诱因。因此,糖尿病患者发生创伤,特别是足部出现伤口、水疱或皮肤溃疡,都必须极其细心地照料。特别是糖尿病伴有神经损害的患者,可能感觉不到伤口疼痛,更易发生感染。

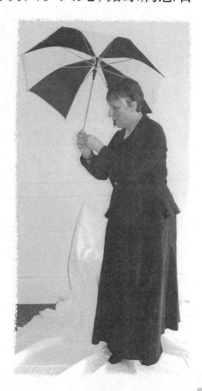

处理糖尿病患者的小伤口、水疱和皮肤溃疡,应该用消毒剂(如酒精)彻底清洁受伤部位,然后用无菌纱布覆盖。但要避免使用碘酊等具有强烈刺激性的消毒剂;也不能使用紫药水等深色消毒剂,因为药品的颜色有时会遮盖伤口感染的早期表现;另外,还不能使用硬膏胶布、

鸡眼膏等，以免引起皮肤溃疡。如经积极处理，伤口在 2 ~ 3 天内仍没能愈合；如果病情进一步发展，出现了感染，局部红、肿、热、痛，或有溃脓流水等表现，则应尽早到医院就医。

而对于已经发生皮肤软组织感染的糖尿病患者，首先应控制血糖，这是控制感染的重要前提。其次是抗感染治疗，抗生素的应用对感染的控制至关重要。应选择有效的抗生素，同时注意用药剂量要足，疗程要足够长。若有必要，患者应及时接受外科手术或切开引流。

糖尿病合并感染患者的饮食，除应注意糖尿病低热量饮食治疗原则外，还要适当多吃富含维生素和微量元素的绿色蔬菜，多饮水，忌烟戒酒，不吃辛辣、油腻以及其他刺激性食品和所谓"发物"。适当运动，保持乐观情绪，并在心理上充分重视对感染的控制。

糖尿病患者拔牙时应注意什么

一方面，糖尿病患者机体抵抗力差，拔牙时容易发生感染，引起慢性并发症；另外，很多糖尿病患者存在凝血问题，拔牙时可能会血流不止，甚至引起败血症。因此，糖尿病患者不能轻易拔牙，如必须对坏牙进行处理，必须事先进行全面检查，接受全身抗感染治疗，补充 B 族维生素、维生素 C，并要在血糖值处于正常范围内时接受牙科治疗。

糖尿病患者生活中应注意的问题

糖尿病患者应养成哪些作息习惯

有规律的生活对长期稳定控制血糖及防治并发症有很重要的作用。因此,糖尿病患者宜保持良好的作息习惯:

（1）用餐时间规律,每餐进食量保持大体相同。

（2）安排适宜且规律的工作和学习时间。

（3）每日定时锻炼,保持适宜的运动量。

（4）按时睡觉和起床,保证充足的睡眠。

（5）保持体重,肥胖者应有计划地减肥。

（6）如果因外出开会、旅游等打乱了正常的作息规律,必须随之调整饮食和用药,以保证身体维持在平衡状态。

糖尿病患者应养成哪些卫生习惯

糖尿病患者体虚气弱,机体抵抗力差,如果不注意个人卫生,各种病菌就会趁虚而入,使患者感染其他疾病,而这些疾病很容易引起各种急、慢性并发症,加剧病情恶化,造成严重的后果。因此,糖尿病患者要特别注意个人卫生,预防疾病。

（1）勤洗澡，勤换衣，保持皮肤清洁，以防皮肤感染。女性患者应尽量少用或不用化妆品，因为有些化妆品中的成分也会成为感染的诱发因素。

（2）保持口腔卫生。牙周炎、口腔真菌感染都可能使糖尿病恶化，因此患者非常有必要注意保持口腔卫生，勤刷牙，勤漱口。

（3）保持足部卫生。糖尿病患者中足坏疽的发生率比非糖尿病群体高 17 倍，因此，糖尿病患者每天都要检查足部情况，保持足部清洁、健康。

（4）女性患者要注意保持外阴清洁。糖尿病易合并泌尿系感染，女性患者在便后及性生活后要认真进行局部清洗，以预防感染。

糖尿病患者洗澡时应注意什么

糖尿病患者由于内部代谢混乱，机体免疫力较差，在洗澡时一定要注意以下方面：

（1）忌用热水洗澡。因为水的温度过高可使患者注射的胰岛素吸收加快，而且长时间身体过热使机体能量消耗增加，心脏负担加重，很容易出现意外。因此，糖尿病患者的洗澡时间最好不要超过 20 分钟，水温不要超过 40℃。

（2）忌空腹或饱餐后洗澡。空腹洗澡时，运动量增加，而血中葡萄糖水平偏低，不能满足能量需求，易出现低血糖，引起头昏眼花，甚至昏迷、休克。饱餐后也不宜洗澡，因为此时洗澡会使大量血液由内脏流向体表，使消化器官的供血量减少，影响食物的消化和吸收。以餐后 1 小时洗澡为宜。

（3）忌洗澡过勤。糖尿病患者洗澡不宜过勤，除夏季以外，中青年人每周2次，老人每周1次即可。洗澡过勤，会使皮肤变得干燥而发生瘙痒。

糖尿病患者怎样清洗活动性假牙

糖尿病患者的牙齿容易脱落，所以有的患者只得镶上假牙。糖尿病患者的口腔细菌种类与常人不同，如果假牙清洁不当，将会造成真菌感染，口腔黏膜红肿，有出血点，甚至糜烂，引起假牙性口腔炎。因此，对假牙的清洁尤为重要。可参考以下3种清洗假牙的方法：

（1）机械刷牙法。这种方法最为常用。用毛刷蘸牙膏或香皂仔细刷洗假牙，重点应刷洗假牙的内面。需要注意的是，不可反复用力硬刷，以免损坏假牙。

（2）化学药物浸泡法。将假牙轻轻刷洗，放入0.02%洗必泰或3%双氧水中，浸泡15分钟取出，再用自来水冲净即可。长期使用该方法，可使假牙褪色，甚至变形，因此此法不宜多用。

（3）生物酶除渍法。在临睡前，将假牙取下放入淘米水中浸泡，次日起床后取出，用软毛刷洗刷干净，即可戴入口中。淘米水中含有多种生物酶，具有去污功能，能逐渐去除烟渍、茶渍，避免菌斑形成。

糖尿病患者为什么一定要选择合适的鞋子

由于糖尿病患者易发生糖尿病足部疾病，因此，选择合

适的鞋子就显得尤为重要。选择鞋时,应注意以下几个方面:

（1）宜选择皮革和帆布的鞋,因为皮革和帆布的鞋透气性能较好,可减轻足部出汗的机会,降低足部皮肤过敏或感染的危险性。

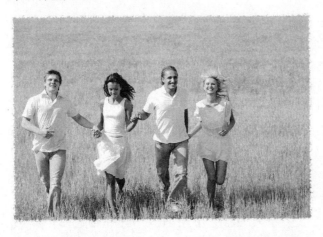

（2）宜选用平底鞋,因为高跟鞋可给足趾施加额外的压力,影响血液循环,甚至造成挤伤或产生水疱。

（3）宜选用较为宽松的鞋,尤其鞋头不能太挤,以免夹挤影响血液循环。

（4）对于购置的新鞋,可在易磨损的部位放置一些棉花。初穿时,应先短时间试穿半小时,看看哪个部位皮肤易被磨成红肿,如果没有问题发生,可逐步增长穿鞋时间。

（5）宜经常检查鞋子的内部,如果发生粗边、裂痕,应及时修补,以免损伤足趾。

老年糖尿病患者走路时要注意什么

老年糖尿病患者由于身体虚弱,合并症多,行路时特别容易跌倒。为防止跌倒,老年糖尿病患者应注意以下几点:

（1）牢记一个"慢"字。凡是经常晕眩、血压太高或过低及心脏功能不佳者,平时做事、走路、上楼都要坚持一个"慢"字,起步要慢,落脚要慢,转头要慢,力求平稳。

（2）用药后不要立即活动。在用过降压药、降糖药、镇静药等后，尽量不要外出或单独行走，可休息1小时后再活动。

（3）不在危险地带活动。夏天的雨地、冬天的雪地、闹市区等都是危险地带，最好不要前去，以防意外。

（4）选择一根合适的拐杖。它可以成为老年人的第三条腿，起着稳定重心和防止滑倒的作用。

（5）选择一双合脚的鞋。鞋要合脚，鞋带不要太长，以免松开时被绊倒。选用布底或橡胶底的鞋，可起到防滑的效果。

糖尿病患者忌烟的好处是什么

吸烟对人体有百害而无一利，对于糖尿病患者来说，危害更为严重。首先，烟碱会刺激肾上腺素分泌，使交感神经处于兴奋状态，使患者血糖升高，并伴随血压升高、心跳过速等症状，对糖尿病患者十分不利。另外，对糖尿病患者威胁最大的就是血管病变，特别是阻塞性血管病变。糖尿病患者血管内壁往往不光滑，血液黏稠，红细胞变形能力下降，容易发生血管阻塞。而吸烟会使血管进一步收缩，特别容易造成血栓阻塞血管：阻塞了脑血管就会形成脑血栓或腔隙性脑梗死，阻塞了心脏血管就会形成心绞痛或心肌梗死，阻塞了下肢血管就会导致下肢缺血甚至坏死，阻塞了肾脏或眼底血管，还会加重糖尿病性肾病或者严重影响视力，后果十分严重。

因此，糖尿病患者绝对不能吸烟，有吸烟习惯的糖尿病患者必须尽快戒烟。

经常打麻将为什么会加重病情

糖尿病患者体内代谢紊乱，因此必须以良好的生活方式进行调控。规律节制的饮食、适当的运动、平和的心情都有助于调整体内代谢，稳定病情。但打麻将却会完全破坏规律的生活，对糖尿病患者有百害而无一利。

人们在打麻将时常常会沉迷其中，根本顾不上定时、定量地吃饭，甚至整天地坐在桌旁，非常不利于血糖、血脂的控制及理想体重的维持；另外，有的人不惜熬夜打麻将，体内生物钟因此发生紊乱。这些都非常不利于改善血压和血脂状况，干扰了正常的代谢活动，使肾上腺素大量分泌，使血糖增高，进一步降低机体的抵抗能力，最终将导致代谢紊乱、病情恶化。糖尿病患者沉迷于打麻将还可能导致各种严重的并发症。打麻将久坐不动，一方面会使胃肠蠕动减慢，加重便秘症状；另一方面会减缓血流量，严重者可能诱发心肌梗死。除此之外，打麻将还非常不利于患者保持平和的心态。高度紧张、兴奋会增加体内激素分泌，使血压和血糖急剧升高，容易造成严重后果。

因此，糖尿病患者应远离麻将桌，选择健康的娱乐方式，如听音乐、绘画、散步、打太极拳等。只有这样，才能促进身体恢复。

为什么说糖尿病患者最好不开车

受到自身身体状况的限制，糖尿病患者不宜驾车，特别要避免长时间驾车，否则，不仅会危害自身健康，还容易导致交通事故的发生。

长时间驾车不仅需要耗费大量体力，思想也必须高度集中，会给身体造成很大的负担。另外，驾车时常常不能按时吃饭和服药，对于糖尿病患者来说，容易导致低血糖症状的发生，而且不利于控制血糖，稳定病情。因此，糖尿病患者应尽量避免长时间开车，更不宜从事司机的职业。

糖尿病患者开车容易引起交通事故的原因很多。糖尿病引发的眼部疾患，如角膜病变、眼肌麻痹、白内障、视网膜病变等，在初期都会出现视力减退的症状，在看不清物体的情况下，难免酿成车祸。糖尿病还会引发神经病变，患者会出现间歇或持续性肢体疼痛、感觉减退或异常、肢体麻木等，这都会影响司机的操作能力和判断能力，从而引起车祸。此外，如果患者在开车时陷入低血糖状态，就会出现头晕、乏力、四肢颤抖等症状，非常容易造成交通事故。

因此，糖尿病患者在外驾车一定要特别慎重，要在以下几个方面多加留意：

（1）防止出现低血糖症状。糖尿病患者如准备长时间驾车，应事先准备充足的食物和糖果，每隔 2 小时都要停车补充些食物；如出现低血糖反应，应立即停车吃些东西和糖果，休息片刻再上路。如果患者已经在服用降血糖药物，一定要定时用餐和服药，以免对

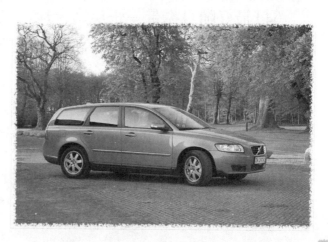

糖尿病的治疗与调养

身体造成损害。

（2）定期检查眼睛。即使眼部没有明显的不适，也要经常去医院检查视力和眼底。驾车时可戴墨镜，以避免强光对视力造成损害。如已经出现视网膜病变，就不要再驾车。

（3）如有肢体疼痛、手脚感觉异常、眼球麻痹、眼睑下垂等症状，一定要到医院就诊，待症状好转才能驾车。

糖尿病患者外出旅行时要注意哪些问题

（1）备足各类药物，尤其是口服降糖药和胰岛素。最好用毛巾包裹胰岛素置于冰袋旁，以防凝固。在乘坐飞机或火车时，要注意不要把药品或胰岛素放在托运的行李中，一定要随身携带。

（2）如果条件允许，患者最好带上血糖仪，以便随时检测血糖；如果没有血糖仪，可以带上尿糖试纸。

（3）随身携带足够的糖和淀粉类食物，如奶酪、饼干、面包、果汁等。另外，必须准备一些糖块和葡萄糖片，以应对突发低血糖。

（4）最好随身携带一张疾病卡片，上面写明患病情况、患者姓名、家属的联系电话等信息，以便在出现紧急情况时可以得到紧急救治。

（5）最好穿软皮、帆布或布面鞋出行，不宜穿高跟鞋、尖头鞋、凉鞋等；多准备几双棉线袜子，感觉潮湿时要及时更换；每天都要检查足部是否有破损。

（6）旅行中要注意劳逸结合，不要暴饮暴食，否则会导致血糖不稳定。

（7）在旅行中，用餐时间可能不规律，但切忌擅自停药或用药不规律，否则可能会诱发酮症酸中毒，使病情加剧。可以先进食一些自己准备的食物，然后按时服药或注射胰岛素，在正式就餐时只需注意摄入食物所含的热量，按食物交换份减量就可以了。

（8）如果是跨国旅行，就存在时差问题，要调整胰岛素用量，因此，在旅行前必须征求医生的意见，提前制定注射胰岛素方案，并在旅行中增加血糖的监测次数。

（9）要随时与医生保持联系，告知自己的身体状况和病情变化，以便获得有针对性的处理措施。

糖尿病患者节假日必须做哪些事

（1）摆正心态。在节日期间，难免会消耗更多的精力，糖尿病患者要尽量保持平和的心态，避免狂喜、激动等极端的精神状态，力求平安、舒畅地享受节日。

（2）规律作息。节日期间，家人们常常聚在一起进行打牌、下棋等娱乐活动，糖尿病患者可以适当参与，但千万不要过度疲劳，以免引起血糖升高，加重病情。

（3）监测血糖。节日期间，由于作息规律被打乱，很容易造成血糖升高，因此不妨适当增加血糖、尿糖的检测次数，做到有备无患。

（4）控制饮食。节日期间的菜肴非常丰富，此时，糖尿病患者一定要控制饮食，严格按照平时的饮食量进餐，否则可能使原本控制较好的血糖升高，甚至引起酮症酸中毒、高渗性昏迷等严重后果。

糖尿病的治疗与调养

（5）按时用药。糖尿病患者，特别是那些正在注射胰岛素的患者，应注意结合节日期间饮食起居的变化情况调节用药，以使血糖保持稳定。

经常听音乐对糖尿病患者的好处在哪里

音乐对于人的身心具有良好的治疗作用。根据研究显示，某些音乐特有的旋律与节奏能使人的血压降低，基础代谢和呼吸的速度减慢，使人在受到压力时所产生的生理反应较为温和。音乐的治疗功能，另一方面是通过音乐的物理作用，直接对体内器官产生共振效果。声音是由振动产生的，而人体本身也是由许多振动系统构成，如胃肠道蠕动、心脏跳动、脑电波动等。当所听音乐产生的振动与体内器官产生共振时，会使人体分泌一种生理活性物质，调节血液流动和神经，促进身体健康。

现代研究认为：心理、社会因素是诱发和加重糖尿病的重要因素之一，而且糖尿病患者也大多存在着各种情绪异常，如紧张、抑郁、烦躁等不良情绪，音乐疗法可以利用音乐能引起人的身心变化的艺术魅力，充分发挥其怡神养性、以情制情的作用，从而改善糖尿病患者的情绪障碍，去除诱因，达到治疗的目的。

气候变化时糖尿病患者要注意什么

天气变化是影响糖尿病病情控制的一个重要因素。糖尿病患者抵抗力下降，在气温发生变化时，容易发生感冒或其他疾病。继发疾病和糖尿病互相影响,会使糖尿病病情恶化,继发疾病甚至可能发展成并发症,威胁患者的生命。因此,季节变化时,糖尿病患者要特别注意保护自己。

夏季是不利于糖尿病病情控制的季节。这是因为夏季炎热的天气会影响患者的饮食和睡眠,不利于血糖的控制。另外,患者在夏天容易受到冷饮和水果的诱惑,进食含糖量较高的冷饮和水果,导致病情反复。

冬季时,糖尿病患者的血糖也难于控制。这主要是由于冬季寒冷,刺激糖尿病患者肾上腺素的分泌,而肾上腺素又能促使肝内储藏的糖分释放,还使肌肉等组织对糖分的吸收和利用减少,结果导致血糖升高。

因此,糖尿病患者应重视天气变化、季节变更,做好血糖监测,并根据病情调整治疗方案。

糖尿病患者为什么不宜"春捂秋冻"

民间有"春捂秋冻"的说法,这一原则虽然对正常人的健康有益,但对于糖尿病患者却不适用。糖尿病患者由于长期或间断高血糖,会使血渗透压升高,抑制白细胞的吞噬能力,使机体抵抗力下降;尤其在伴有糖尿病酮症酸中毒时,机体代谢严重紊乱,多种防御功能缺陷,入侵微生物的反应包括中和化学毒素、吞噬功能、细胞内杀菌作用、血清调理素和细胞免疫功能均受到抑制,使患者极易发生感染。另外,糖尿病常合并血管神经病变会导致微循环障碍,影响局部血液供应和局部组织对感染的反应,还有利于厌氧菌生长,易引起组织坏死。除此之外,寒冷还可引起血管痉挛,使血流缓慢,诱发心脑血管疾患,并使血糖升高,加重病情。由此可见,糖尿病患者应严格根据天气变化增减衣物,才能将天气变化给身体造成的负面影响降至最低。

糖尿病患者在夏季时应怎样补水

夏季气温高,人们往往会大量出汗。因此要特别注意及时补充水分及电解质,及时喝水可以避免机体的脱水,这对于糖尿病患者来说至关重要,脱水是糖尿病急性并发症的诱因,同时可以加重高血糖的程度。

糖尿病患者每日要做到不渴而饮,饮水量应超过尿量及出汗的数量,每日至少饮水 1000～1500 毫升,出汗量特别大时还应适当增加饮水量。糖尿病患者千万不要养成为了减少尿量而少喝水的不良习惯,尤其是老年糖尿病患者更应注意

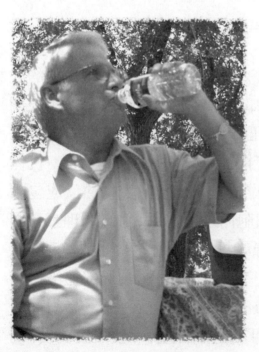

及时补水,因为老年人神经系统反应较迟钝,口渴感觉不敏锐,更易因未及时补水而造成脱水,甚至可能会因脱水导致糖尿病高渗性昏迷,危及患者生命。糖尿病患者饮水时应该少量多次,并且是以白开水、矿泉水、纯净水为宜,不能饮用各种含糖丰富的饮料如雪碧、可乐、汽水等。

此外,糖尿病患者一定

要抵住诱惑尽量不吃冰淇淋、雪糕等冷饮食品，戒除侥幸心理，以免大量进食含糖冷饮，引起血糖波动。

糖尿病患者为什么夏季应加强对皮肤的保护

夏季易出汗，容易引起各种皮肤疾患，糖尿病患者要尽量选择易吸汗、清凉、透汗的衣服，并及时更换，勤洗澡，才能保持皮肤干爽，保护皮肤。如果长了痱子，切忌抓挠和挤按，可使用少量酒精或痱子粉消毒；注意保持局部清洁，避免形成毛囊炎或痛疖子等。

另外，夏季是蚊虫滋生的季节，糖尿病患者由于神经病变及高血糖等原因，受到蚊虫叮咬后极易引发皮肤感染，因此要加强对皮肤的保护。在户外活动或旅行时，应做好个人皮肤的保护，及时在皮肤上喷洒驱蚊剂等。如因蚊虫叮咬而瘙痒难耐时可在伤口涂少量花露水或清凉油等，切勿抓挠，以免损伤皮肤引起皮肤溃疡，甚至导致皮肤感染或坏死。

糖尿病患者在夏季为什么不宜直接睡凉席

糖尿病患者不适合睡凉席，因为凉席非常容易擦破皮肤，而糖尿病患者由于血糖高，细菌易于繁殖，容易造成皮肤感染。感染后血糖会应激性升高，加重糖尿病的病情。如果使用凉席，应该注意以下几点：

（1）经常清洗曝晒，以消灭螨虫。凉席一旦滋生螨虫，会诱发皮肤瘙痒，甚至出现感染。因此，患者应经常认真清洗凉席，并置于阳光下曝晒，或者用开水烫洗。

（2）预防细菌滋生。除了经常清洗外，也可使用消毒液擦洗凉席，可以有效防止细菌滋生。要注意擦洗后一定要用湿布把药液擦干净，以防刺激皮肤，引起过敏。

（3）最好在凉席上铺上一层纯棉的床单，避免皮肤直接接触凉席，有利于皮肤健康。

糖尿病患者为什么夏季应远离空调

对于糖尿病患者来说，由于器官内部物质代谢失调，机体抵抗力非常薄弱，另一方面，体内高血糖环境是细菌和病毒滋生的温床，因而许多外界因素都易诱发疾病和感染。

空调的寒冷刺激会使体内交感神经处于兴奋状态，肾上腺素分泌增加，促进肝糖原分解，在胰岛素分泌正常的情况下促进肌肉细胞摄取葡萄糖以供给热量，而糖尿病患者胰岛素不足，肌肉摄取葡萄糖能力减弱，以致血糖升高，使身体供热不足，耐寒能力下降，易患感冒。感冒病毒易加重病情，使患者血糖进一步升高，严重者可导致酮症酸中毒，危及生命。因此，糖尿病患者最好采取自然方式降温，比如扇扇子，或在室内洒水降温，尽量不要使用空调。

糖尿病患者夏季使用电风扇时应注意什么

（1）不要在出汗后猛吹电风扇。科学研究表明，皮肤表面蒸发 1 毫升汗水，会带走 2.43 千焦的热量。因此，如果在大汗淋漓时猛吹电风扇，就会使汗液大量蒸发，使体表温度迅速下降。由于调节中枢无法迅速调节体温，很容易着凉感冒,从而引起继发性疾病,不利于糖尿病病情的稳定。在出汗以后,应该先把汗水擦干再吹风扇,且以不定向的中低速风为宜。

(2)不要长时间吹电风扇。人体是靠体温调节中枢来散热和产热,从而保持动态平衡,当皮肤温度高于环境温度时,散热增加,反之减少。如果长时间对着风扇吹,当汗液大量蒸发时体表温度就会随之下降,散热也开始减少,既不凉爽,也不利于体温的平衡。

(3)入睡后不要吹电风扇。据研究表明,人体在运动时所产生的热量比处于安静状态时高 10~15 倍。因此,在睡眠时吹风很容易感冒。如果电风扇有定时装置,可定时吹风,但时间也不宜太久。

糖尿病患者冬季怎样保暖

每年"寒流"袭来时,许多糖尿病患者尤其是老年糖尿病患者的病情便会发生恶化,如血糖、血压升高,甚至出现心肌梗死。另外,糖尿病患者体内的代谢物由于排汗不畅而在表皮细胞内外和神经末梢堆积,刺激神经末梢,也会引起瘙痒症状。

糖尿病患者需要注意,即使冬季瘙痒症状加剧,也不能随意抓挠,如果抓破皮肤,很可能导致感染,引起各种并发症。如果皮肤出现瘙痒,可通过以下方法进行处理:

(1)科学清洁皮肤。糖尿病患者清洁皮肤很有讲究,不能像正常人一样随意,否则就会加剧皮肤瘙痒症状。比如,洗脸、洗澡时不能用过热的水,不要用刺激性强的肥皂和浴液。

另外,要选择纯棉透气的衣物,勤洗勤换。为了预防干燥和瘙痒,还可坚持涂抹性质温和、保湿杀菌的药膏或润肤液等,往往收效甚佳。

（2）积极控制血糖水平。科学研究表明,65 岁以下的糖尿病患者如果血糖低于 6.1 毫摩 / 升,其发生皮肤瘙痒症状的概率就会大大减少,甚至可以降低出现并发症的概率。因此,积极配合治疗,将血糖水平控制在理想的范围内,是糖尿病患者预防和消除瘙痒症状的根本措施。

（3）维持营养平衡。有些糖尿病患者为了控制血糖,对主食绝对忌口,这种做法也是不正确的,因为某些营养元素的缺乏也会导致皮肤瘙痒。在饮食上,以营养均衡、品种丰富为宜,身体情况良好的患者主食每天可控制在 300 克（6 两）左右,可根据病情发展的具体状况适当进食蔬菜、蛋奶和瘦肉,有助于缓解瘙痒症状。

（4）如果瘙痒难耐,可以适当使用一些皮肤类药物缓解。比如二苯环庚啶、抗敏止痒霜等,都可起到相应的作用。

冬季适度晒太阳对糖尿病有什么好处

在寒冷的冬季里,适度晒太阳不仅给人以温暖,而且有利于人体的健康。晒太阳可以促进血液循环和新陈代谢,增强对钙和磷的吸收。阳光中的紫外线有很强的杀菌能力,可杀死多种细菌和病毒。晒太阳还能促进人体内的维生素 D 生成,促进骨质的钙化和生长。然而,过度晒太阳可能诱发皮肤病,对糖尿病患者构成威胁。因此,晒太阳也要适度。盛夏不要暴晒,冬季也不是晒太阳越多越好。一般以上午 10 时前、下午 3 时后的时间为佳，每天坚持晒太阳 30 ~ 60 分钟，对增强机体抵抗力大有裨益。

糖尿病患者冬季怎样使用电热毯

使用电热毯是冬季保暖重要的方法之一，糖尿病患者需要使用电热毯，但由于体质虚弱，容易在使用电热毯时引起脱水和皮炎。因此，在使用电热毯时，糖尿病患者应注意以下事项，才能趋利避害，舒适地度过寒冬：

（1）不要直接睡在电热毯上，应该在电热毯上面铺一层被单和毛毯。

（2）通电时间不宜过长，一般睡前通电加热，在快入睡时关掉电源。

（3）有过敏体质的人应尽量不使用电热毯，在使用时如出现过敏应立即停用。一旦感染电热毯皮炎，可口服扑尔敏等抗过敏药。

（4）使用电热毯的季节，应适当增加饮水量。如果出现唇干、口燥、脱水现象，可先饮用温开水，如不好转，应及时到医院就诊。

糖尿病患者冬季皮肤瘙痒怎么办

健康人皮肤排出的汗液，能够与皮脂混合形成一种乳脂状膜，可以保护皮肤。但糖尿病患者因微循环障碍导致汗液分泌减少，乳脂状膜就无法形成，因此皮肤的保护功能减弱，极易变得干燥粗糙。到了冬天，气候寒冷干燥，对皮肤的刺激

糖尿病的治疗与调养

95

加剧,很容易引起糖尿病患者皮肤瘙痒难耐。

糖尿病患者使用热水袋时应注意什么

热水袋由于体积小、使用方便、经济实惠等因素,一直受到人们的喜爱,然而在使用热水袋时需特别小心,否则容易被烫伤。人睡着后,对冷暖的敏感度降至最低,尤其是糖尿病患者又容易合并神经病变,对温度的敏感度更差,应引起特别注意:

(1)在使用热水袋时,应仔细检查是否破损、漏水。

(2)不宜将沸水直接注入,水温以 80℃左右为宜。

(3)注入热水后,在热水袋外面套 1 个布套。

(4)睡觉时应取出较为安全。如被烫伤,应立即就医。

糖尿病患者怎样过性生活和避孕

医学证明,对于病情处于稳定期的糖尿病患者来说,性生活过程不会加重病情,患者可以进行正常的性生活。但如果患者处于病情加重期,或出现严重并发症时,则忌行房事,否则有可能发生不良后果。

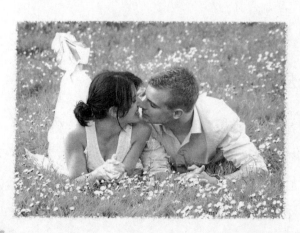

据统计,男性糖尿病患者阳痿发生率高达 40% ~ 60%。这类患者最初症状为阴茎

勃起不坚,但性欲正常,也可以高潮射精。但随着糖尿病病程延长,由于睾丸病变、肝肾功能损害、血管硬化、药物不良反应等因素,发展成完全性阳痿的概率非常大。此时,即使糖尿病病情得到稳定控制,患者的阳痿症状却持续存在,已属器质性阳痿。如果糖尿病使患者支配膀胱颈的自主神经受到损伤,就会使射精时本应处于闭合状态的膀胱颈开放,导致逆行射精,即性高潮时精液不从尿道外口射出,而是逆流到膀胱。发生此类情况的糖尿病患者占患者总数的 $1\% \sim 2\%$。无论出现上述哪种情况,患者都需要去医院进行详细检查,对症处理。

女性糖尿病患者的性功能问题没有男性明显,心理压力也较轻。对于女性糖尿病患者来说,性生活中易发生感染和性欲低下是最为困扰的两大问题。阴道发生感染的女性患者可进行局部杀菌治疗,以消除炎症和疼痛感;如发生萎缩性阴道炎,可适当口服雌性激素,如尼尔雌醇片;如果因阴道干燥而影响性交过程,可使用润滑剂润滑阴道。积极治疗糖尿病、饮食调理、控制感染等方法,都可以逐渐改善女性的性功能。

对于糖尿病患者来说,还必须注意避孕方式。避孕套和避孕隔膜是最好的选择;如果女性患者决定不再生育,可以进行绝育手术。安全期避孕法和体外排精法是最不安全的避孕方式;女性患者不宜选择宫内避孕器械,否则容易引发感染;另外,禁服口服避孕药,因为避孕药中的雌激素和孕激素有抗胰岛素的作用,不利于血糖的控制,甚至会加重糖尿病的病情。

此外,糖尿病患者在进行性生活时应该特别注意出现低血糖症状，可以在房事前后适量吃些食物，以防止这种情况的发生。

女性糖尿病患者带病受孕的后果是什么

女性糖尿病患者在决定怀孕前 3 个月，必须将血糖严格控制在正常水平或接近正常水平。因为只有在正常血糖水平的体内环境下，受精卵才能正常生长发育，在最大程度上避免胎儿畸形、流产、早产、死胎、产下巨大婴儿等不良后果。如果丈夫一方患有糖尿病，在决定使妻子受孕前，也必须严格控制血糖水平，以使精子正常发育，保证胎儿的健康。

糖尿病的治疗与调养

适合糖尿病患者的健身运动

运动疗法

什么是运动疗法

运动疗法就是通过适当的体育活动和锻炼来防治糖尿病的方法，与药物疗法、饮食疗法并称为治疗糖尿病的三大法宝。

适当的运动对糖尿病患者有哪些好处

（1）适当的体育活动可提高糖尿病患者的体力，增强其机体抵抗力，同时能使患者心情愉悦，精神放松，这都有利于促进糖尿病患者病情的好转。

（2）长期运动有助于改善呼吸系统、内分泌系统及神经系统功能，使肺活量增大，耗氧量增加，可以有效降低糖尿病患者心血管并发症发生的概率。

（3）运动是减轻体重和控制病情发展的重要手段。肥胖型糖尿病患者体内堆积了大量脂肪，内生胰岛素和外源性胰岛素的作用都不明显，在这种情况下，如果能够通过锻炼燃烧脂肪、减轻体重，就能有效增强患者组织细胞对胰岛素的敏感性，从而可以减少药物用量，有效控制糖尿病。

（4）运动还可使肌肉更多地利用脂肪酸，降低血清三酰甘油、极低密度脂蛋白和低密度脂蛋白胆固醇，提高高密度脂蛋白胆固醇，增强脂蛋白酸活性，有利于预防冠心病、脑动脉硬化等并发症。

实施运动疗法患者要注意哪些问题

（1）因人而异。要根据病情、体质、兴趣的不同，患者可选用不同的运动方式，不宜勉强为之。勉强行事一方面易产生抵触情绪，而不愿坚持；另一方面还可能因选用的运动方式不当，达不到锻炼的目的，甚至造成身体损伤。

（2）坚持不懈。糖尿病是终身性疾病，因此，如果患者开始采用运动疗法进行治疗，就要坚持不懈，除有急性发作外，切勿间断。这是因为间断治疗势必会引起血糖升高和代谢紊乱，不但会抹杀之前的运动成果，还可能对身体造成更严重的伤害。

（3）循序渐进。糖尿病患者多体质较弱，因此宜逐渐增加运动时间和运动强度，一定要将运动量保持在身体所能承受的范围内，否则会对身体造成负担，反而不利于恢复健康。

哪些患者适宜运动疗法

（1）轻度和中度的 2 型糖尿病患者，特别是肥胖的成年人患者尤为适用。

（2）经饮食控制和药物治疗后病情好转或控制的胰岛素依赖型糖尿病患者，正在口服降糖药或注射少量胰岛素时，也可选择运动疗法。

（3）有轻度的动脉硬化、高血压、冠心病等糖尿病并发症的患者，也可进行适度锻炼，但必须科学制订运动计划，根据病情的发展进行灵活调整，最好采用散步、医疗体操等运动量较小的运动方式。

怎样选择适合自己的运动方式

运动疗法虽然是治疗糖尿病的法宝之一，但也应视患者病情而定，以免造成不良后果。在选择运动疗法前，患者需要了解以下情况：

（1）重型糖尿病患者如果清晨未注射胰岛素，则禁止进行体育锻炼，因为此时身体的胰岛素分泌过少，过度运动易发生酮症酸中毒。

（2）在胰岛素作用最强的时刻，如上午 11 时左右，以及注射胰岛素后吃饭以前，都不宜进行锻炼，否则容易发生低血糖反应。

（3）有糖尿病重症合并症，如糖尿病坏疽病、糖尿病肾病、肺结核病、肝病、心肌梗死、视网膜病、急性感染等患者，不宜进行运动疗法。

（4）妊娠、呕吐、不能进食、腹泻，以及血糖太高、胰岛素用量太大、病情不稳定者，都不宜采用运动疗法。

运动疗法可能有哪些副作用

虽然运动疗法对病情的恢复大有帮助，但也存在一定的副作用。糖尿病患者应对这些副作用了解并引起重视，在运动前要严格根据自身情况再选择适当的运动量和运动方式。

运动可能产生的副作用可归纳为以下几方面：

（1）运动会加重心脏负担，可能加重缺血性心脏病或高血压症状，引起心脏功能不全或心律紊乱，甚至可能诱发心肌梗死，这需要引起心脏功能存在缺陷的患者的重视。

（2）部分糖尿病患者，特别是 1 型糖尿病患者，如果在血糖状况不稳定的情况下进行运动，可能出现尿酮体，甚至诱发酮症酸中毒。

（3）血压过高的患者，运动后可能会出现体位性低血压反应。

（4）采用胰岛素或磺脲类药物治疗的患者，在运动中易发生低血糖反应。

（5）有视网膜病变的患者，运动有可能导致视网膜出血。

（6）糖尿病性肾病患者，运动后肾血流量随之减少，使尿蛋白排出增加，易加重肾脏病变。

运动前进行体检为什么是非常必要的

运动疗法有利于糖尿病的治疗与恢复，但患者必须在开始锻炼前进行彻底的身体检查，针对自身的身体状况和并发症情况选择最为适合的锻炼方式。身体检查的项目应包括血压、血脂、肾功能、眼睛、足部等。

另外，糖尿病患者在锻炼前 30 分钟最好检测一下血糖，避免引起低血糖反应。如果血糖过低，就必须进餐后再进行锻炼。刚刚开始运动疗法或采取一种新的运动方式时，在运动的过程中进行血糖监测也是必要的。如果发现血糖过低，也应该停下来进行加餐，并适当调整运动计划。长时间、高强度的锻炼会消耗储存在肌肉和肝脏中的糖原，因此患者锻炼要适度，切勿超过身体的负荷。如果有足部的并发症，患者可尽量选择游泳方式进行锻炼，如果要进行散步，一定要准备舒适的运动鞋，如果发现足部出现小疱、红肿、局部发热等症状，要停止运动，尽快治疗。如果患者并发有心脑血管疾病，则最好在下午或傍晚进行锻炼，以防受到清晨寒冷空气的刺激而发病。

怎样选择适合自己的运动方式

运动健身方式多种多样，糖尿病患者应根据自身的年龄、性别、病情、生活环境、兴趣爱好等具体制定。由于运动疗法需要长期坚持才能达到治疗目的，所以要尽量选择运动的强度容易掌握，有利于全身肌肉，能达到治疗目的而又不受时间、地点及设备限制，易于长期坚持的体育锻炼方式。最常用的运动方式有：散步，中、快速步行，慢跑，广播体操，太极拳，打球，游泳等。其中以步行是最安全、简便且易持久进行的运动，可作为首选的运动方式。

怎样控制好运动时间

如果患者平时极少运动或根本不运动，那么，在运动初期，宜进行多次短时间锻炼，比如每次锻炼 5 分钟，每天锻炼

6～8次。无论进行几次拆分，每日的累积运动时间至少为30分钟。如果患者每天锻炼时间不足15分钟，则难以达到运动疗法的目的。患者应根据自己的身体状况，将每次连续的有氧运动的持续时间逐渐增加至30～60分钟，每周锻炼3次以上。

另外，热身运动是运动前必不可少的步骤。每次锻炼前进行5～10分钟的热身活动，可以使心率平缓加快，并可增加肌肉产热量，预防运动损伤。同样，锻炼后宜进行5～10分钟的恢复活动，以缓慢地降低心率、减慢呼吸，不致引起身体上的不适。

怎样评估自己的体力状况

糖尿病患者在选择运动方式前，应先对自己的体力状况进行评估。糖尿病患者可跑步上下一段12级台阶的楼梯，并测量前后心率变化，并记录心率恢复运动前所需要的时间。体力越好，完成这项运动越快。如果心率在1分钟内恢复正常，则属体力良好，3分钟属中等，4～5分钟属不良，超过5分钟才恢复就需要治疗。体力状况不好时，运动使血糖降低幅度小；体力状况较好时，同样的运动量可使血糖降低的幅度要大得多。

怎样确定合适的运动量

糖尿病患者的运动强度有一定的限制，如果运动量小达不到锻炼身体的效果；如果盲目地大量运动，则可能使血糖

大幅度波动,导致病情恶化。因此,糖尿病患者在运动健身的时候,应注意以下几个方面:

(1)坚持经常锻炼,至少每周 3 次以上;如条件允许,最好每天坚持锻炼。

(2)每次的运动时间不要少于 20~30 分钟,也不要超过 1 小时,包括运动前准备活动及运动后恢复动作。

(3)运动强度可以根据下面方法计算:确定最大安全心率 = 220 – 年龄。通常情况下,要求运动时的心率达最大安全运动心率的 60%~70%,具体情况由医生决定。为安全起见,开始阶段,宜达到最大心率的 50%,如情况良好,可逐渐加大运动量。

过度剧烈运动会产生哪些不良后果

合理的运动有助于糖尿病的恢复,但过度运动或剧烈运动会造成应激状态,使升糖激素增加导致血糖升高;同时会令分解脂肪增加,导致体内酮体生成增多,如体内胰岛素水平很低,可诱发酮症酸中毒。不当运动可能造成糖尿病合并增殖性视网膜病变患者眼底出血,易使糖尿病合并肾病患者肾脏病变加重,对于中老年合并严重血管疾病的患者来说,还可能诱发心脑血管疾病。1 型糖尿病患者、重度或消瘦的2 型糖尿病患者在血糖控制不稳定时,尤其是反复发生低血糖期间,如过度运动,会使病情进一步加重。因此,糖尿病患者应适度运动,切不可过度或过于剧烈。

糖尿病患者在运动前应做好哪些准备

糖尿病患者由于体内代谢紊乱,一旦运动不当或准备不足,易发生低血糖反应,并损伤心、肝、肾等器官。因此,糖尿病患者在运动前需做好以下准备:

(1)到医院进行一次全面系统的检查,包括血压、血糖、糖化血红蛋白、心功能、肾功能等,并根据病情制订运动计划。

(2)选择合适的鞋和袜,特别注意密闭性和通气性,以保护足部。

(3)携带有助于缓解低血糖反应的食物,如饼干、糖果等,并携带急救卡片,以备发生意外时得到及时的救治。

运动前适当加餐有什么必要

糖尿病患者应根据自己的病情、体质、平时运动量及运动中的反应来决定是否加餐。例如,血糖轻中度升高,体质消瘦或低于标准体重者,宜在运动前加餐;有低血糖倾向者宜在运动前加餐;运动中有低血糖反应者应立即加餐;临时增加运动量者,宜在运动前加餐;血糖轻中度升高,运动中无不良反应者不应加餐;糖尿病患者应选择在外源性胰岛素产生作用之前进行锻炼,最好在饭后 30～60 分钟,如必须在作用最强的时间内进行运动则应少量加餐。

室外锻炼要注意哪些问题

(1)应选择通风良好、场地开阔的地方活动,避免在强烈阳光下、大风、大雾及雨中锻炼,以免受凉引起感冒。同时,锻炼的地点也不可太偏僻,如遇突发状况,可以方便向人求助。

（2）天寒时要注意保暖,防止冻伤。运动后身体发热,不要贸然脱衣,以免受凉。

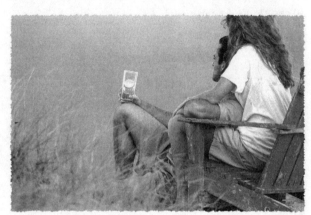

（3）要随身携带自己的病历卡、少量食品、糖块及水,以防意外。

（4）外出锻炼最好和别人结伴而行。

怎样使运动持之以恒

（1）制订运动计划并认真完成。可以把运动计划写下来,贴在醒目的地方,以提醒自己按时运动;也可将运动计划告诉家人,并请他们监督完成。

（2）要将长期目标和短期目标相结合。制定长期目标有助于保持运动积极性,比如半年内通过运动减重 2.5 千克;短期目标有助于具体执行,比如每周坚持运动 5 天。

（3）寻找一起运动的伙伴。如果对运动失去兴趣,有意放弃时,运动伙伴将会鼓励患者坚持下去。另外,出现突发病变时,还可以得到及时的救助。

（4）各种运动项目交替进行。如果每天都进行同一种运动,难免会感觉单调乏味,从而失去运动的兴趣和动力,如果选择几项喜爱的运动交替进行,便可避免这种情况的发生。

例如，每周安排两天进行适合的球类运动，如羽毛球、乒乓球等，再安排两天进行太极拳、跳舞、健身操等肢体运动，剩下的几天散步或慢跑。这种合理的安排一定会对保持运动积极性产生良好的效果。

怎样利用零散的时间健身

（1）排起长队购物时。做握拳松拳动作 30～50 次，可单手交替握，也可双手同时握；双手十指交叉，左右反复旋转手腕关节；一只脚站稳，另一只脚的脚尖着地，反复交替旋转关节。

（2）乘坐公共汽车时。用左手向上提拉右耳郭上部 10 次，再用右手向上提拉左耳郭 10 次，然后用左右手同时下拉左右耳垂各 10 次；也可用双手按摩拍打上下肢。

（3）等待电视节目时。腰背贴紧椅背，头向后仰，同时双手在脖子后交叉，托住脖子，提起左膝稍停片刻放下，然后再提起右膝放下，交替进行数次。

糖尿病患者晨练会有哪些负面影响

（1）清晨时锻炼往往没有充裕的时间吃早餐，如果空腹锻炼，很容易出现低血糖反应。

（2）清晨二氧化碳浓度高，污染物沉着，锻炼时很容易使灰尘和细菌进入体内。糖尿病患者抵抗力薄弱，易造成感染，使病情加重。

（3）清晨气温较低，冷空气的刺激易使糖尿病并发心脑血管疾病患者突然发病,造成严重后果。

综合以上因素,糖尿病患者最好选择在下午或傍晚进行锻炼。

为什么说不能用做家务劳动来代替运动

家务劳动需要特定的动作,具有一定的局限性,不可能对身体发挥全面、系统的锻炼作用,如果劳动过多,还会对身体造成损害。例如洗衣服,它仅要求双臂活动,动作局限于手、臂、肩等处,锻炼的组织和器官极其有限,而且这种劳动方式一旦时间过长,还会导致腰酸背痛等不良反应。运动治疗则不同,它避免家务劳动的局限性,对全身组织和器官发挥锻炼作用,从而促进机体的新陈代谢,加强糖代谢的调节,提高葡萄糖的利用率,达到控制血糖,增强体质的目的。因此,千万不可用家务劳动代替运动。

糖尿病患者可通过什么样的散步方式来锻炼

(1)缓步。每分钟步行 60 ~ 70 步。此项运动的强度不大,一般不会引起低血糖反应;如果在饭后进行,则有助于消化。因此,60 岁以上的患者和血糖不稳定者非常适宜采用缓步散步的方式。

(2)快步。每分钟约行走 120 步。适合于 60 岁以下的糖尿病患者,但这种方式需要消耗大量体能,因此,锻炼时最好随身携带一些饼干和糖果,以防发生低血糖反应。需要注意的是,血糖不稳定的患者切忌开始就采用此法,应在缓步的基础上逐渐过渡到快步。

（3）疾步。每分钟约 150 步以上。此项运动体能消耗大，身体状况良好、血糖稳定的患者才可采用。需要注意必须循序渐进，在缓步、快步行走的基础上再用疾步法。

（4）自由步。即随意散步，对于行走的快慢、时间都没有限制和要求，可以随时停下来歇息，也可以一边交谈一边行走。各种糖尿病患者都适合进行这种散步，可以借此增强体质，保持精神愉悦。

经常踢毽子对糖尿病患者有哪些好处

踢毽子是一种运动量适中，并能使全身都得到锻炼的运动，有助于降低血糖，非常适合糖尿病患者。

踢毽子需要下肢进行接、落、跳、绕、踢等动作，可以锻炼下肢的关节、肌肉和韧带，同时也能使腰部得到充分活动。跳踢是踢毽子中锻炼效果最为明显的动作，不但能使下肢和腰部得到锻炼，上肢和颈部也要随之运动。研究表明，连续跳踢数十次，心率可增加到每分钟 150～160 次。经常踢毽子可以有效调节血液流量，加速血脂、血糖的代谢过程，从而降低血糖。

中老年人踢毽子，宜从简单轻松的动作开始，以不出现心悸、气促为度；运动前的热身运动也必不可少，一般在 15 分钟左右，可以防止运动损伤；结束运动时，最好再做 10 分钟左右的恢复运动，不要突然停止。踢毽子的时间不宜过短，否则无法有效降低血糖。最合适的运动时间是 20～30 分钟；如果超过 40 分钟，会使血液中的脂肪增加，反而不利于病情恢复。另外,患者锻炼时还要注意循序渐进,刚锻炼时以5~10分钟为宜,1~2个月内逐渐延长到20~30分钟,以使身体能够适应运动强度。如果在运动过程中感到不适,应立即停止运动;如不适症状加重,就要马上就医。

游泳为什么适合大多数糖尿病患者选择

游泳不仅同许多体育项目一样,对多种慢性疾病有一定的治疗作用,而且还有其独特的治疗价值。游泳是一种全身性的运动,因此可以综合性、全身性地治疗疾病。游泳锻炼可增强患者神经系统的功能,提高人体对营养物质的消化和吸收,改善血液循环,达到增强体质、提高机体抵抗力的目的,这非常有利于糖尿病患者的身体恢复,并有助于降低发生并发症的危险。糖尿病患者通过游泳锻炼,可使某些受到损害的器官得到锻炼,从而恢复和增强其系统功能,辅助疾病的治疗。此外,游泳锻炼能够帮助患者建立起战胜疾病的信心,以一种积极的态度与病魔抗争。糖尿病是一种全身性慢性疾病,根据自己的病情进行游泳锻炼,对健康的恢复和疾病的治疗大有好处。

糖尿病患者游泳要注意什么

游泳适用于大多数糖尿病患者,一般认为 2 型糖尿病肥胖者和血糖在 11.1~16.7 毫摩/升以下者,以及 1 型糖尿病稳定期患者均适宜。

但要注意的是最好能长期坚持,一定要选择饭后半小时至 1 小时进行,不可空腹及睡前游泳。游时以不觉吃力或感觉吃力尚能坚持,游后心率约为(170 – 年龄)次 / 分为宜,或稍觉疲劳,休息后即可恢复为度。一定要随身携带糖尿病卡及糖块、饼干等,以备发生低血糖时能马上得到救治。

为避免低血糖的发生,可在运动前后监测血糖,如血糖波动幅度较大,运动后血糖小于 6 毫摩 / 升,可在运动前进食 20 克碳水化合物,另外为保证既达到运动效果又保证患者安全,要先进行必要的医学检查以确定没有心脑血管疾患,如患有冠心病、高血压等其他严重并发症,不可盲目参加游泳锻炼,以免加重病情或出现危险。最好在医生的指导下确定游泳的强度、坚持时间和游泳的频度。

爬山为什么有益于糖尿病患者

爬山运动能够通过对身体的速度、力量、耐力和协调能力进行调节和锻炼,加强心、肺功能,从而增强人体的抗病能力,是一种非常有益于慢性病患者的综合性运动。在爬山过程中,腿部大肌群参与运动,且有一定的负荷,可以促进血液循环,使更多的毛细血管张开,加强氧的交换,促进新陈代谢,使人体对胰岛素的敏感程度加强,有利于更好地控制血糖水平。在身体条件允许的情况下,患者可以适当地加长运动时间、增加上爬高度,以便消耗更多的热量。如果长期坚持爬山运动,还有利于减轻体重,帮助肥胖型的糖尿病患者保持健康的身体状态。

爬山有助于糖尿病患者恢复健康,但也要注意一些问题:

（1）要循序渐进，不可一开始就进行大强度的运动，也不要突然加大运动时间和运动强度。

（2）爬山的时间最好选在饭后1小时，爬山之前不可暴饮暴食，以免出现低血糖反应。

（3）如果患者有严重的并发症、身体虚弱、血糖波动大，或有微血管病变、大动脉硬化病变等，不宜进行爬山等剧烈运动，应在医生指导下做轻微的运动。

（4）在胰岛素发挥作用期间也禁止去爬山。

糖尿病患者怎样进行气功锻炼

糖尿病患者为什么适宜气功锻炼

气功是通过呼吸、意念及形体运动来自我调节身心状态的活动，也是中医学防治疾病的重要方法。实验证明，气功具有疏通经络、调气和血、益气生津、平衡阴阳、双向调节等作用，不仅可以增强体质，改善症状，而且还可调整代谢，降低血糖。更为可贵的是，它不需要在短期内做剧烈运动，不会增加心脏的负担。因此，气功疗法可作为治疗糖尿病的一种辅助手段。

怎样做气功

（1）自然放松。练气功时需要心境平和、抛却杂念，当自己的身心均处于一个自然放松的状态中之后，再调整呼吸，开始练功。

（2）动静结合。对于锻炼来说，只有动静结合，才能相得益彰,从而真正达到调和气血、平衡阴阳、疏通经络的作用。因此,最好以太极拳、健身操等动的运动来与气功的静相调和,以求达到最佳治疗效果。

(3)意气相合。练功时要用意念活动去影响呼吸,意念平和,呼吸随意念活动缓慢进行,两者互相配合,可使心境悠远、呼吸绵长。

(4)循序渐进。只有长期不间断地进行锻炼,气功治病强身的功效才能得以发挥,因此患者锻炼一定要持之以恒。在锻炼时间的安排方面,练功初期时间可短些,以后逐渐加长,最终至 30 ~ 40 分钟为宜,每日 1 ~ 2 次。

气功锻炼中要注意哪些事项

(1)在加用或改用气功疗法的初期,不可将治疗糖尿病的药物全部撤掉,应根据练功水平和病情的恢复情况,逐渐减少药物,但停用药物必须小心。

(2)糖尿病患者多数体质较弱,且以中老年居多。练功时,应以内养功为主。这样既可增加气的生成,又可节省气的消耗,有利于静养正气,增强体质。

(3)每次练功时间不可过长,以舒适为度,并因人而异。一般每次 20 ~ 30 分钟,随病情好转,体质增强,时间可适当延长。

(4)饱餐后不宜马上练功,而练功后也不宜马上用餐。一般来说,在饭后 1 小时后练功,或练功后休息半小时再用餐。

(5)即使糖尿病好转后,也要坚持练功,不过练功次数和时间可以适当地减少。这样不但可以巩固疗效、防止复发,还可以使身体强壮、延年益寿。

患糖尿病的孕妇应怎样活动

糖尿病合并妊娠是糖尿病运动疗法的禁忌证，也就是说，糖尿病孕妇不应采取长期、正规的体育运动，并作为一种基本治疗手段，但这并不是说糖尿病孕妇不能运动。糖尿病孕妇可以采取一些对自身和胎儿都很安全的活动，如散步、健身操等低风险的有氧运动。

糖尿病偏瘫患者怎样进行康复锻炼

糖尿病偏瘫患者由于活动不便，会给锻炼带来一定的困难，但决不能因此而放弃康复锻炼。长期卧床、缺乏锻炼易使精神状态委靡不振，另外容易加重身体对胰岛素的抵抗性，这些都会阻碍病情的好转。适度的康复锻炼对于糖尿病偏瘫患者来说是必要而且可能的，可先进行肢体功能锻炼，如在床上进行肢体的上抬、屈伸、旋转等活动，以促进血液循环，消耗体内多余的葡萄糖。当身体的灵活性和体质得到一定的增强后，可帮助患者进行患侧肢体的被动活动，加强患肢血液循环，防止肌肉萎缩，促进患肢康复。当患者的肢体功能有所恢复时，应鼓励并帮助他们下床活动，可先在室内活动，等患者身体状况得到明显改善时，可逐渐过渡到户外运动。脑梗死和脑出血等并发症。由此可见，冬季的寒冷天气对糖尿病患者的影响很大，患者只有注意保暖，才能使病情稳定，促进身体的恢复。研究表明，寒冷会刺激交感神经，使体内儿茶酚胺类物质分泌增加,导致血糖升高;同时会使血压升高,诱发冠心病、心绞痛等并发症。因此,糖尿病患者要尽量降低寒冷对身体的刺激,最好的办法就是给身体留有足够的适应过程,以适应气温的下降。具体措施就是要密切关注天气变化,及时增加衣物,夜晚尽早加盖棉被,来抵御严寒。等身体适应了天气的变化,可以适当进行锻炼,增强身体素质和耐寒能力。

糖尿病患者的
饮 食 调 养

　　糖尿病患者的饮食原则，
主要是要摄入最低限度的碳水
化合物，维持机体正常需要，减
轻胰岛 β 细胞的负担，促使空
腹血糖、餐后2小时血糖降至正
常或接近正常水平，促使尿糖
消失，从而有效地纠正糖代谢
紊乱。

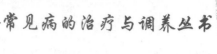

糖尿病患者的饮食调理

糖尿病患者的饮食要坚持什么原则

糖尿病患者的饮食原则，主要是要摄入最低限度的碳水化合物，维持机体正常需要，减轻胰岛 β 细胞的负担，促使空腹血糖、餐后 2 小时血糖降至正常或接近正常水平，促使尿糖消失，从而有效地纠正糖代谢紊乱。通过饮食疗法，可使肥胖者降低体重及增加胰岛素受体数目和敏感性。因此，合理饮食是糖尿病治疗中至关重要的基本疗法。

目前，尚没有一种方法可以根治糖尿病，一旦患病，将终身带疾。因此，糖尿病患者只有长期坚持合理饮食，才能有效地控制血糖。

为什么说合理饮食对糖尿病患者非常重要

合理饮食对轻型患者，尤其对肥胖型患者都非常重要，不仅可以控制病情的发展，而且有益于疾病的康复。合理饮食对重型患者配合药物治疗，也能取得理想效果。因此，患者从得病开始，就应重视对饮食的控制，并做到持之以恒，同时与医生密切配合,就可获得良好的治疗效果并能巩固疗效。

同时,合理饮食对患者来说,不仅能治疗疾病,还可达到营养平衡、改善机体营养状态、增强机体抵抗力。也可以说,合理科学的饮食调养,不但能控制糖尿病的病情发展,而且可以防止出现各种并发症。

糖尿病患者实现合理饮食应从哪些方面做起

(1)合理控制总热量。糖尿病患者的总热量的摄入以维持标准体重为宜。肥胖患者体内脂肪细胞增多增大,对胰岛素敏感性降低,不利于治疗,故应先减轻体重,减少热量的摄入。消瘦患者对疾病的抵抗力降低,影响健康,故应提高热量

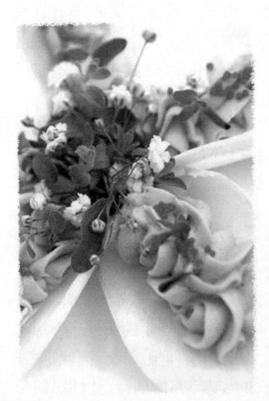

的摄入,增加体重,使之接近标准体重。孕妇、乳母、儿童要增加热量的摄入,维持其特殊的生理需要和正常的生长发育。

(2)严格控制碳水化合物。控制碳水化合物是糖尿病饮食调养的关键。一般认为,糖尿病饮食中的碳水化合物的日摄入量占总热量的 50% ~ 65% 为宜。原则上应根据患者的具体情况限制碳水化合物的摄入量,但不能过低。饮食中

碳水化合物太少,不易被患者耐受,同时,机体因缺少碳水化合物而利用脂肪代谢供给热量,更容易发生酮症酸中毒。

（3）减少脂肪摄入。脂肪的摄入应根据患者的具体情况而定。一般认为,糖尿病饮食中的脂肪的日摄入量应占总热量的 20%～30%,甚至更低。高脂肪饮食可妨碍碳水化合物的利用,其代谢本身会产生酮体,容易诱发和加重酸中毒。肥胖患者应严格限制脂肪的摄入,每日不宜超过 40 克。消瘦患者由于碳水化合物限量,热量来源不足,可相应提高脂肪摄入量。

（4）蛋白质的供应要充足。糖尿病饮食中的蛋白质供应要充足,摄入量要与正常人相当或稍高。一般认为,每日每千克体重的蛋白质需要量为:成人 1.0 克,儿童 2.0 克,孕妇及乳母 1.5～2.0 克。有并发症时,应按医生的指导决定蛋白质的摄入量。

（5）适当补充维生素和矿物质。在感染、并发其他疾病或控制不良的情况下,更要多补充些维生素和矿物质,特别是要注意维生素 B_1 的供应。由于糖尿病饮食限制主食的摄入量,往往造成维生素 B_1 来源的不足,容易出现因缺乏维生素 B_1 而引起的神经系统疾患。维生素 B_{12} 可以缓解神经系统症状,维生素 C 可以预防微血管病变,这些维生素都应适当补充。饮食中钠盐不宜过多,高钠易诱发高血压和动脉硬化。锌的供给不足会使胰岛素分泌减少。

（6）饮食中要富含膳食纤维。膳食纤维可使葡萄糖的吸收减慢,改善葡萄糖耐量试验,降低空腹血糖和餐后血糖浓度,并可降低血脂浓度,还可以预防心血管疾病、慢性胆囊炎、胆石症等并发症。食物纤维最好从天然的食品中摄取。

糖尿病患者体内每日需要热量是多少

通过饮食摄入的总热量是影响血糖变化的重要因素，所以控制饮食主要是指控制每日食物中摄入的总热量。每个人所需热量的多少，与其身高、体重、年龄、性别及职业等基本情况有密切的联系，所消耗的热量也不一样，因此需要因人而异，区别对待。

原则上，正常体重者所摄入总热量应与机体每天所消耗的热量相平衡，以保证基本的代谢需要，维持体重正常。体重超出标准体重 20% 的肥胖患者[标准体重（千克）= 身高（厘米）- 105]，必须限制热量的摄入，尤其是碳水化合物、脂肪的摄取量更应严格控制，从而减轻体重，增加组织细胞对胰岛素的敏感性，有利于糖尿病的康复治疗。对于体重低于标准体重 20% 的，应在较好地控制血糖与尿糖的基础上，补充足够的热量，以使体重逐渐上升，达到标准体重。

怎样确定食物中的血糖指数

什么是食物血糖生成指数

食物血糖生成指数（GI），就是指一种食物能够引起人体血糖升高多少的能力。因为血糖生成指数是由人体试验而来的，而多数评价食物的方法是化学方法，所以我们也常说食物血糖生成指数是一种生理学参数。

怎样计算血糖指数

血糖指数是衡量各种食物对血糖产生多大影响的指标。计算方法如下：

进食某种食物两小时内，测量血糖水平，在血糖反应线下的面积/进食相等分量的葡萄糖2小时内血糖反应线下的面积（葡萄糖耐量曲线）×100，这个比值就叫做血糖指数。

血糖指数的高低与各种食物的消化、吸收和代谢情况有关，消化、吸收得快，代谢得慢的食物，血糖指数就高。所以说，血糖指数可以用来帮助选择碳水化合物，对决定各种食物的摄入量有一定指导意义。

血糖指数高低对糖尿病有什么影响

人们在进食含有较多碳水化合物的食物时，由于碳水化合物的种类不同，以及碳水化合物消化、吸收的差异，引起血糖升高的反应也截然不同。一般来说，进食血糖指数越高的食物，餐后血糖升高得越快，对糖尿病患者就越不利；食物的血糖指数越低，则越适合于糖尿病患者。也就是说，糖尿病患者应尽量选择血糖指数偏低的食物品种。

需要注意的是，饮食中碳水化合物的总量对血糖的影响，比单一食物对血糖的影响要大得多。水溶性纤维在胃肠中能形成一种膜，使食物营养素的消化吸收过程减慢，而在整个消化道中进行消化吸收，从而降低血糖水平。

常见高血糖和低血糖指数食物有哪些

为了便于糖尿病患者安排饮食，医学专家测定了多种食物的血糖指数。其中，常见的高升糖指数食物有葡萄糖、砂糖、土豆、薯片、甘笋、全麦面包、全麦饼干、葡萄、菠萝、西瓜、橙汁、香蕉、碳酸饮料等；常见的低升糖指数食物有燕麦、薏苡仁、黑豆、扁豆、大豆、花生、苹果、梨、果糖等。

糖尿病患者的饮食常陷哪些误区

（1）热量摄取得越少越好。糖尿病患者与正常人一样，需要葡萄糖提供三磷酸腺苷供给大脑细胞活动所需的能量，并供给心血管系统维持血液循环所需的动力。如果强行断掉这些热量的供应，机体运转效率就会大大降低。糖尿病患者控制热量的目的是避免血糖明显上升，但绝不意味着热量越少越好。

（2）体重越轻越好。糖尿病患者控制体重有助于控制胰岛素受体的敏感性，减轻胰岛素细胞负担，但绝不等同于要刻意控制营养素摄入，使人变得骨瘦如柴。恰恰相反，如果糖尿病患者体重大大低于标准体重，呈现营养不良体征，机体免疫力就会大大下降，各种病原体便会乘机入侵。因此，对糖尿病患者而言，节食同时还必须补充足够的维生素、矿物质，以提高机体的抵抗力。

（3）主食吃得越少越好。

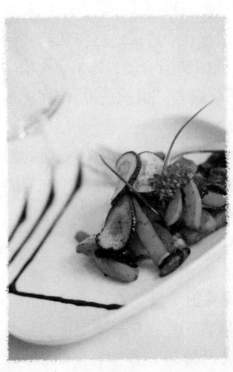

据专家调查显示，主食吃得太少，容易引起脂肪过度分解，导致酮症酸中毒。糖尿病患者与其他人一样，也要强调平衡饮食，各种营养素之间也要有恰当的比例。在此基础上，糖尿病患者要注意控制总热量，每日碳水化合物的摄入量，以占总热量的55%～60%为宜。

（4）用南瓜代替主食。南瓜具有补中益气、降脂降糖的功效，适用于糖尿病、高血压、冠心病、高脂血症等。因此，有的糖尿病患者大量吃南瓜，甚至以南瓜代替主食，这种做法是错误的。一般来说，用250克南瓜替代250克米饭，有可能使高血糖恢复正常，因为南瓜的含糖量低，如以南瓜代饭，血糖必然会下降。但糖尿病患者毫无节制地进食南瓜，而不进主食，肝脏必然不断动员脂肪、蛋白质使之转化为葡萄糖，同样可使血糖升高。另外，脂肪分解生成脂肪酸过多，易发生酮症酸中毒；而蛋白质消耗过多，患者就会体质下降、抵抗力减弱，很容易出现各种并发症。

（5）不控制副食量。有些糖尿病患者认为，糖尿病的饮食控制只要控制主食就可以，而对副食不用加以控制，这是不对的。主食虽然是血糖的主要来源，应该严格控制，但是很多副食，如肉类、豆类、花生、植物油等，都富含蛋白质和脂肪。蛋白质在人体代谢过程中有58%转变成葡萄糖，而脂肪在人体代谢过程中有10%转变成葡萄糖，因此，对副食不加控制、摄入过多，也可使血糖升高。

（6）不吃早餐，以求限食。有的糖尿病患者不吃早餐，或早餐仅吃牛奶、鸡蛋，不吃主食，以为这是限制热量的好办法，这种做法也是错误的。这是因为糖尿病患者自身胰岛素分泌绝对或相对不足，不仅要求限制每天的总热量，而且更要限制每餐的热量,后者甚至比前者更重要。因此,三餐的热量必须平衡,以减少每餐热量的摄入。

(7)用了胰岛素就可增加饮食量。应用胰岛素控制血糖后,可酌情增加饮食以改善患者的发育和代谢。但大部分继发性磺脲类药物失效的糖尿病患者,则不应在用胰岛素改善血糖指标后,盲目增加饮食量。饮食量的增加会导致患者体重的增加,而肥胖恰恰是患者产生胰岛素抵抗的重要原因,这会给今后的治疗带来很大的困难。

(8)盲目限制饮水。糖尿病的典型症状为多饮、多食、多尿。有些患者误认为,多尿是由于多饮水所致,因此盲目限制饮水,这是十分有害的。口干舌燥是血糖升高的主要反应,当葡萄糖大量排出时,会带走不少水分,加之高血糖本身也有利尿作用,故尿量大增。更主要的是,由于血糖升高,会刺激丘脑的口渴中枢,使患者感到口干舌燥而饮水,这是使高浓度的血糖得以稀释,从而维护体内环境稳定的一种保护性反应。糖尿病患者一旦严重失水,又不能及时补足,或限制饮水,则会加重体内环境的紊乱,使血糖浓度更高,以致发生昏迷,甚至危及生命。

(9)多吃植物油有益无害。许多糖尿病患者认为,只要不吃动物油,多吃些植物油问题不大。事实上,动物油与植物油的区别只是所含脂肪酸比例不同,两者的产热量完全相同,因此对植物油的摄入也要进行控制。

(10)可以随意吃花生、瓜子。花生和瓜子味道适口,含糖少,不少糖尿病患者认为多食无害,经常当做充饥食品食用。虽然花生和瓜子含糖分少,但它们含有丰富的脂肪酸,属于高热量、高脂肪的食品,如果随意食用,不按照食物交换份方法减去相应的主食量或者进食过多，都会导致血糖、血脂增高。

怎样安排糖尿病患者的饮食才合理

在安排糖尿病患者的全日饮食的时候，有些食品可以大致固定，如每人每日需要 500～700 克新鲜蔬菜。如有条件，最好每人每日饮用约 250 毫升牛奶；牛奶中富含的钙和维生素，正是我国日常膳食比较缺少的营养素。对于长期控制饮食的糖尿病患者来说，更应考虑这两种营养素的供应是否充足。如果没有条件喝牛奶，则可以用其他食品如黄豆或豆浆等代替。至于其他食品，如谷类、瘦肉类或烹调油的用量，可根据热量供给量、病情和各类食物营养含量来决定。

糖尿病患者的合理饮食方式是什么

糖尿病患者的饮食方式应当强调少食多餐，这样可以避免饮食数量超过胰岛素的负担，使血糖不至于猛然升高；而血糖下降时因已进食，可以避免低血糖反应。有的患者为了降低血糖想取消早餐，只吃午、晚餐，或者认为只要主食量不变，餐次可以随便，这些做法都是不可取的。

对于病情较轻且稳定的患者，一日至少要保证三餐，基本保证定时定量。三餐的主食量可进行如下分配：早餐 1/5，午餐 2/5，晚餐 2/5；或者各按 1/3 量分配。对于注射胰岛素或用口服降糖药治疗，且病情不稳定的患者，必须每日进食 5～6 餐。可从三餐匀出 25～50 克主食作为加餐，上午 9 时和晚上临睡前的加餐尤为重要。

糖尿病患者每天或每餐合理主食量应控制在多少

根据糖尿病专家的建议,非重体力劳动者,其主食量每餐不宜超过 100 克;食量稍大者,可全日 400 克,但每餐也不宜超过 100 克;余下的 100 克可放在加餐中食用,这样对血糖、尿糖的控制比较有利。当病情稳定时,每天进食量也要固定,病情有变化,进食量就要相应变化。如血糖、尿糖偏高时,进食量要适量减少;体力劳动增加时,主食量可比以往增加 50 ~ 100 克。

糖尿病患者为什么要控制饮食量

正常人吃饭以后,虽然血糖也升高,但是由于体内胰岛素的产量也随之增加,因此血糖总能维持在正常的范围,而不至于升得过高。糖尿病患者由于体内胰岛素绝对或相对不足,如果像正常人那样进食,饭后血糖就会升得很高,并会增加胰岛组织的负担而使病情加重。因此,每个糖尿病患者,不论病情轻重,不论是用口服降糖药还是注射胰岛素,都必须合理控制饮食。一般情况下,病情较轻的糖尿病患者只需控制饮食,就可有效地控制糖尿病。注射胰岛素的患者只要配合饮食治疗,也会使病情稳定,达到逐渐减少胰岛素用量的目的。相反,如果不注意饮食控制,随意吃喝,病情就会恶化,并且会相继出现各种并发症,甚至危及生命。

需要注意的是,身体较瘦弱的糖尿病患者除要控制饮食外,还应查明原因,进行对症治疗。如系因并发症消耗性疾病而引起消瘦,则应采取措施,对症治疗,在饮食方面要增加热量和蛋白质的摄入量;如系治疗措施不当,包括饮食安排不当,则更应加强饮食调理,调整饮食安排。

1型和2型糖尿病患者的饮食为什么要有区别

合理的饮食是各种类型糖尿病治疗的基础,但对于1型糖尿病患者和2型糖尿病患者来说,饮食控制要求的重点有所不同。

对1型糖尿病患者的要求是,除定时、定量、定餐外,还要掌握好胰岛素、饮食与活动量三者之间的平衡关系,根据活动量的增减,灵活调整胰岛素、饮食量和餐次。

对肥胖的2型糖尿病患者的要求重点是限制饮食中总热量的摄入,减轻体重,以改善胰岛素的敏感性,从而改善临床症状。

糖尿病患者怎样消除饥饿感

饮食控制是治疗糖尿病的基本手段,使用降糖药物是降低血糖、延缓和阻止糖尿病并发症的主要手段。然而,在积极饮食与药物控制的过程中,患者可能会因为吃得过少,或由于降糖药物作用过强而诱发低血糖反应,轻者会出现头昏、心慌、乏力、饥饿感等症状,重者则可损伤中枢神经系统。因此,在糖尿病的治疗过程中,一旦出现头昏、心慌、乏力、饥饿感等症状,应先检测血糖水平,以了解是否由低血糖反应所致。如果患者经常出现饥饿感,而多次血糖检测又无异常,就要考虑饥饿感的产生是否与饮食控制过度有关,以及有无饮食结构不合理的问题。如果存在这些问题,可依据以下原则对饮食进行调整:

(1)少量多餐。将每日饮食总量分配到 4 餐或 5 餐中,白天每 3～4 小时进餐 1 次,睡前 1～2 小时少量加餐,这样做既能避免餐后高血糖问题,又可减轻饥饿感。

(2)主食不可过少。应当根据个人的工作性质、劳动强度和体重等具体情况,算出每日的主食量。一般来说,轻体力劳动者每日主食量为 300～400 克,重体力劳动者每日则应达到 500 克以上。

(3)荤素搭配。注意控制动物脂肪,但不可缺少植物油,瘦肉和鱼虾也可适当吃一些,这样可以延缓胃排空速度,避免时常产生饥饿感。

(4)多吃些蔬菜和水果。进餐时多吃一些蔬菜,餐后还可吃点含糖量低的水果,以增加饱腹感。

(5)增加一些糖类食物。在联合应用口服降糖药物和胰岛素或劳动强度增大时,患者需要在身边备一些如糖果、饼干和含糖饮料,出现饥饿感时可随时进食,既可以减轻、避免饥饿感,又可防止出现低血糖反应。

糖尿病患者合理的烹调食物方式是什么

糖尿病患者的食物烹调原则是低脂、低盐、易消化、高膳食纤维。此外,还应注意食物选择以及食物搭配。适宜糖尿病患者选择的烹调方法有:凉拌、清蒸、汆、熘、烩、炖。这些方法低脂少油、清淡爽口,且不易破坏营养成分。不适宜糖尿病患者的烹调方法:煎、炸、红烧、烤、熏等。这些方法含脂肪高,会增进食欲,而且易产生有害物质。

糖尿病患者饮食有规律好处在哪里

(1)规律进食可以延缓胰岛 β 细胞的衰竭。如果进餐规律,胰岛 β 细胞就会相应地有规律地分泌胰岛素。

(2)规律饮食有利于配合药物治疗。不同类型和程度的糖尿病患者需要选择不同的治疗药物,不同药物本身又都有自身的规律,无论是胰岛素还是口服降糖药,对进食时间和进食量都有严格的要求。比如,有些种类的胰岛素需要进餐前半小时注射,有些种类的胰岛素需进餐前马上注射,有些口服降糖药需要在餐前半小时服用,有些口服降糖药需要与第一口饭同时服用,还有些口服降糖药则需要在进餐的时候服用。只有饮食规律,才能保证摄取药物的时间是固定的,这样才能使药效得到最大限度的发挥。

(3)规律饮食有利于防止低血糖。有些患者进食不规律,想吃的食物多吃,不想吃的少吃,还有的人为了方便,随便地安排饮食,结果使得血糖忽高忽低。低血糖状态对人体的损害很大,尤其对老年人和有心脑血管疾病的患者更容易造成严重后果,因此通过规律进食防止低血糖反应的发生是十分必要的。

糖尿病患者进食时为什么应"细嚼慢咽"

进食时要细嚼慢咽,不要狼吞虎咽。食物在口腔内反复咀嚼时,可以刺激唾液的分泌,唾液中含有许多消化酶,有助于食物的消化。细嚼慢咽还可使食物充分地与唾液混合,这样食物进入胃肠道后可以更好地被消化吸收。此外,由于进餐时间延长,即使减少进食量也可产生饱腹感。

反之,进食过快则会带来很多不利之处,如影响食物营养成分的充分吸收。糖尿病患者摄入的食物量是经计算而来,其有效营养成分应该被充分地吸收和利用。但是,咀嚼不充分,就会影响营养成分的吸收。研究表明,进食同样的食物,粗咀嚼者比细咀嚼者要少吸收 13% 的蛋白质和 12% 的脂肪;另外,粗咀嚼者食欲比较

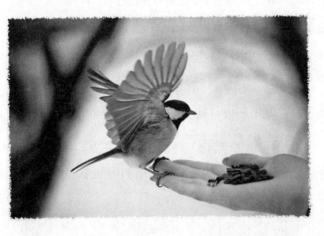

旺盛,咀嚼 5 分钟以后,食欲才能下降。这一现象与大脑中负责食欲的组织有关,大脑接受从舌头等部位传来的相同的刺激过多时就会变得迟钝,故延长咀嚼的时间可以达到降低食欲的目的;相反,狼吞虎咽只能使人胃口大开,食物超量时才会产生饱腹感,这样就会造成热量短时间内过剩,从而加重胃和胰腺的负担,不利于糖尿病患者的康复。

糖尿病患者外出就餐时需注意什么

（1）节制进食。不要超过制定的主食量；合理选择副食，对于山药、芋头、豆腐皮等含糖量很高的副食，要尽量少吃，或相应减少主食量；最好不要吃红烧肉、扒蹄等动物脂肪含量高的食物；鱼、虾等副食可适当多吃，但要避免暴食。

（2）节制饮酒。每克乙醇可产生 29.3 千焦的热量，过量饮用会增加总热量的摄入，易诱发肝硬化等并发症，使病情加重，因此一定要限量饮用；如有可能最好戒酒。各种酒类的日允许量为：30 度白酒 80 毫升、啤酒 400 毫升、葡萄酒 200 毫升或威士忌 70 毫升。

（3）合理用药。在宴会上难免会多吃一点儿，因此，使用胰岛素治疗的患者，赴宴前可适当增加普通胰岛素 2～4U。也可适当加服其他降糖药，但必须向有经验的医生咨询。

糖尿病的治疗与调养

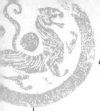

糖尿病患者的食物选择

适合糖尿病患者选择的各种食物

◈ 荞麦

荞麦是一种杂粮。荞麦面的蛋白质含量为 7%～13%，比大米、白面更丰富。荞麦的脂肪含量为 2%～3%，其中含有 9 种脂肪酸，且多为油酸和亚油酸。油酸在人体内可以合成四烯酸，它具有降低血脂的作用。因此,常食荞麦可防止糖尿病性高脂血症。

荞麦面中含有丰富的维生素,其中维生素 B_1 和维生素 B_2 的含量比面粉多 2 倍,烟酸多 3～4 倍。更为突出的是,荞麦中还含有其他食物所不具有的芸香苷(芦丁)。尼克酸和芸香苷有降低血脂的作用,因此常食荞麦可防治糖尿病及高脂血症。

荞麦面的矿物质含量优于其他任何天然食品,是精白米和小麦面粉的 2～3 倍。其中铁的含量为小麦面粉的 3～20 倍;镁的含量比大米、小麦面粉高 1 倍。镁能促进人体纤维蛋白溶解,使血管扩张,抑制凝血酶的生成,具有抗血栓的作用。因此,常吃荞麦面可预防糖尿病性脑血栓形成。

◈ 莜麦

　　莜麦又称裸燕麦,为禾本科一年生草本植物,子实可供食用,经加工磨制而成莜麦面。莜麦面不仅是营养价值极高的食品,而且对于防治高脂血症和糖尿病也具有特殊的功效。

　　高脂血症是动脉硬化的重要危险因素之一,也是引起冠心病的重要原因。燕麦所含的脂肪中,主要成分是不饱和脂肪酸,而且在不饱和脂肪酸中,用做降脂药物的亚油酸又占了将近一半。所以,常吃莜麦面可以明显降低血脂,对防治糖尿病性高血脂大有帮助。

　　对于糖尿病患者来说,莜麦面是一种不可多得的安全食品。莜麦面的特点是高营养、高热量、低淀粉、低糖,非常适用于糖尿病患者的饮食要求。据测定,莜麦面中含有的蛋白质和赖氨酸,比白面、大米中的含量都要高出许多,而且其中所含的热量也比其他粮食作物高。因此,食用莜麦面可以达到"少食而营养不减"的效果,能够大大减少糖尿病患者的淀粉食入量。

◈ 大麦

　　大麦为禾本科植物大麦的果实,最适宜制麦芽糖和酿酒。大麦营养丰富,据测定,每100克大麦产热量1369千焦,含蛋白质10.5克,脂肪2.2克,糖类66.3克。中医学认为,大麦味甘微咸,性凉,有和胃、利水的功效。现代医学研究证明,大麦可作为糖尿病、高脂血症、肥胖症患者和一般老年人的保健食品。

◈ 麸皮

麸皮是小麦加工时脱下的外皮,是最理想、最经济、最方便的高纤维食品。麸皮中膳食纤维含量可达18%,还含有丰富的蛋白质、维生素、矿物质等各种营养素。但因其口感较差,不常被人们食用。但经蒸煮、加醋、加适量糖并进行干燥后,便清爽可口,麸皮面包、麸皮饼干等就是这样加工制成的经济、方便的高纤维食品。

糖尿病患者应常食用富含食物纤维的麸皮食品,因为高纤维食物可影响血糖水平,减少糖尿病患者对胰岛素和药物的依赖性;高纤维素食品还可延缓胃排空时间,增加饱腹感,使摄入的食物和热量减少,起到控制体重的作用。

◈ 玉米

玉米又称苞谷、苞米。玉米性平,味甘,具有健脾益胃、降脂降糖、抗动脉粥样硬化和防癌等功效,适用于治疗脾胃虚弱、糖尿病等症。玉米须性平和,味甘、淡,有健脾利湿功能。现代研究表明,玉米须有降血糖作用,还可降低血黏度,并可增加血中凝血酶原,加速血液凝固。

◈ 小米

小米又称粟米,营养丰富,据测定,每100克小米中含有蛋白质9.7克,脂肪3.5克,淀粉72~76克。小米中所含维生素 B_1 比大米中的含量高1.5倍,维生素 B_2 高1倍,膳食纤维高2~7倍。另外,小米中还含有钾、钙、镁、锌、硒等元素。这些营养成分有助于降低血糖,并有很好的利尿降压作用。医学专家认为,小米是糖尿病患者的良好食物,经常煮食小米粥,对治疗胃燥津伤型糖尿病患者大有好处。

◈ 黄豆

黄豆的营养成分全面而又丰富,据测定,每 100 克黄豆中含蛋白质 36.2 克,脂肪 18.4 克,钙 366 毫克,磷 570 毫克,尼克酸 2.1 毫克。还含有维生素 B_1、维生素 B_2、硒、锌、钾、镁等。

黄豆中的脂肪含有大量不饱和脂肪酸、亚麻酸、亚油酸及油酸,可降低血液中的胆固醇含量。黄豆中的可溶性膳食纤维,可清除血液中的胆固醇。另外,黄豆中的钾元素可减轻盐对人体的危害,具有降低高血压的作用。

◈ 白扁豆

白扁豆性平,味甘,具有健脾暖胃、化湿去暑的功效。白扁豆含热量低,含钾较多,而且还富含镁、磷、钙等常量元素,经常食用有助于保护胰岛素分泌功能免受损害,并可防止引发糖尿病慢性血管神经并发症等,对糖尿病尤其是中老年糖尿病合并高血压者尤为适宜。

◈ 红小豆

红小豆又称赤豆、红豆、红饭豆等。红小豆营养丰富,富含维生素 E、膳食纤维、钾、镁、磷等,而且所含热量较低。

中医学认为,红小豆味甘、微寒,归心、脾、小肠经,具有清热解毒、利水除湿的功效。现代医学证明,红小豆具有降血糖、降血脂、降血压的作用,是糖尿病患者理想的降血糖食物。因此，经常喝一些红小豆粥，不仅可以降低血糖，而且对糖尿病的常见并发症高血压、高脂血症也有防治作用。

◈ 黑芝麻

黑芝麻性平，味甘，具有补益肝肾、润养五脏的功效。黑芝麻含有丰富的维生素 E，可清除生物膜内产生的自由基，从而阻止生物膜被氧化，大剂量维生素 E 可保护胰岛细胞，并有助于缓解神经系统症状。此外，黑芝麻对糖尿病患者自主神经功能失调引起的便秘也很有效。黑芝麻可增加肝脏及肌肉中糖原的含量，能起到降低血糖的作用。

◈ 萝卜

萝卜味辛、甘，性凉，无毒，具有消食、顺气、醒酒、化痰、止喘、止渴、利尿、散瘀和补虚的功效，适用于食积胀满、咳嗽多痰、胸闷气喘、消渴、吐血、痢疾、偏头痛等症。

萝卜所含香豆酸等活性成分具有降血糖的作用。萝卜中不含草酸，因其含钙量较高，有助于改善糖尿病患者的骨质疏松症，并可纠正细胞内缺钙状况、对抗糖尿病肾病的发展。此外，萝卜还有降低血胆固醇，预防高血压病、冠心病的作用。

◈ 胡萝卜

胡萝卜性平，味甘，具有健脾化滞、下气补中、健脾和胃、补肾养血等功效，适用于消化不良、痢疾、咳嗽、夜盲症、角膜干燥症、皮肤干燥等。

胡萝卜提取物中有一种特殊成分，可起到降低血糖的作用。胡萝卜中所含琥珀酸钾盐是降压药的有效成分，因而胡萝卜具有降血压的功效。经常适量食用胡萝卜不仅有助于降低血糖，而且对糖尿病并发的高血压病、神经组织损伤、视网膜损伤等症也有较好的防治效果。

◈ 番茄

番茄性微寒，味甘、酸，具有清热解毒、生津止渴、健胃消食的功效，适用于热病烦渴、胃热口干、食欲不振等症，并对糖尿病合并心血管病、肾脏病患者有益。

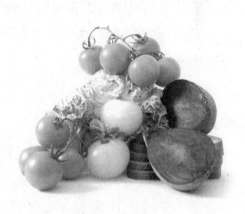

◈ 空心菜

空心菜性寒，味甘，具有清热解毒、润肠通便的功效，适用于糖尿病、高血压、痔疮、便秘、皮炎及湿疹等症。

紫色空心菜中还含有胰岛素样成分，能降低血糖水平。空心菜中的膳食纤维较多，具有促进肠蠕动的作用，可以通便解毒，降低胆固醇。

◈ 韭菜

韭菜味甘、辛，性温，无毒，具有温中行气、健胃提神、散瘀解毒、调和脏腑的功效，适用于盗汗、遗尿、尿频、阳痿、遗精、反胃、腹痛、妇女月经病以及跌打损伤、吐血等症。

韭菜中所含的挥发油和含硫化合物以及钙、磷、镁、锌等元素，具有促进血液循环及降脂、降糖作用，对糖尿病及其并发高血压病、冠心病、高脂血症等病症均有较好的防治作用。韭菜中的粗纤维可促进肠蠕动,有通便和降低血胆固醇的作用。

◈ 茄子

茄子性寒、凉,味甘,具有清热解毒、活血消肿、止血的功效,适用于痔疮出血、血热便血、口舌生疮等症。

茄子富含尼克酸、膳食纤维,而含糖量不高,为糖尿病患者饮食调养的佳品。

◈ 芹菜

芹菜性凉,味甘、苦,具有平肝清热、祛风利湿、醒脑健神、润肺止咳等功效,适用于糖尿病、高血压、失眠、尿血、妇女带下、产后出血等症。

芹菜中含有较多的维生素 P,可加强维生素 C 的作用,具有降压和降脂的作用。芹菜中还含有较多矿物质和纤维素,具有镇静、保护血管、增强骨骼发育、预防缺铁性贫血的作用,适用于 2 型糖尿病肥胖患者。

◈ 洋葱

洋葱性温,微辛辣,具有温肺化痰、解毒杀虫的功效,适用于糖尿病、高血压、高血脂等症。

洋葱中含有一种能够降低血糖的物质甲磺丁脲,对肾上腺性高血糖有明显的降糖作用。洋葱中还含有前列腺素 A,而前列腺素 A 是较强的血管扩张剂,能降低外周血管阻力,使血压下降。此外,洋葱还能抑制高脂肪饮食引起的血胆固醇升高。洋葱内的槲皮苦素在人体黄酮醇的诱导作用下,可成为配糖体,具有很强的利尿作用。因此,对中老年 2 型糖尿病患者来说,洋葱还有防治糖尿病合并高血压病、高脂血症的作用。

◈ 大蒜

大蒜性温,味辛,无毒,具有温中健脾、消食理气、化肉消谷、解毒除湿的功效。

从大蒜分离出含硫氨基酸——蒜氨酸,经酸酶等作用,很容易转变为大蒜辣素;大蒜辣素具有降血糖作用。大蒜的汁液也有降低血糖的作用。大蒜辣素的溶液遇热时很快失去作用,遇碱也失效,但不受稀酸影响。因此,应用大蒜降血糖宜捣碎取汁服用或嚼食大蒜瓣,还有辅助降脂、降压作用。

◈ 芦笋

芦笋又称龙须菜,有"长命菜"的美誉。芦笋性凉,味甘,具有补虚减肥、防癌抗癌的功效,适用于肥胖症、高血压病、高脂血症等。

芦笋中的维生素含量是一般蔬菜的 2～5 倍,还含有多种特殊的营养成分,如芸香苷、香豆素、甘露聚糖、谷胱甘肽等活性成分。芦笋所含香豆素等成分有降低血糖的作用,对中老年 2 型糖尿病患者来说,经常服食芦笋制剂或食品,不仅可改善糖尿病症状,而且对糖尿病并发高血压病、视网膜病变以及肥胖症等病症也有较好的防治作用。

◈ 黄瓜

黄瓜味甘,性寒,无毒,具有清热解渴、减肥利尿等功效,适用于烦热口干、小便不畅、四肢水肿、水肿腹胀等症。

黄瓜是一种低热量、低脂肪、含糖很低的优质食物。黄瓜中含有胡芦巴碱以及具有重要作用的丙醇二酸等活性成分。新鲜黄瓜中含有的丙醇二酸能有效地抑制糖类物质在体内转变为脂肪，而脂肪在体内聚集、堆积过多便会形成肥胖症，这对防治糖尿病及其并发症具有重要意义，对燥热伤肺、胃热津伤型糖尿病患者尤为适宜。

◈ 苦瓜

苦瓜性寒，味苦，具有消暑涤热、解毒明目的功效。

苦瓜含有蛋白质、脂肪、糖类、粗纤维，以及钙、磷、铁、镁、锌等无机盐，并含多种维生素。苦瓜果实中含有苦瓜苷及多种氨基酸和果胶等活性成分，具有降低血糖的作用。从苦瓜中提取出一种胰岛素样的多肽物质，与胰岛素有相似的作用。

◈ 冬瓜

冬瓜性微寒凉，味甘、淡，具有利水消痰、清热解毒、减肥降脂、止渴除烦、祛湿解暑等功效，适用于肥胖症、糖尿病、水肿、脚气、暑热等症。

冬瓜是低热量、低脂肪，含糖量极低的高钾食品，且含有多种维生素和多种无机盐成分，以及减肥物质胡芦巴碱、丙醇二酸等活性成分。胡芦巴碱对人体新陈代谢有独特的作用，丙醇二酸在体内可有效地阻止糖类转化为脂肪，而取得减肥效果。此外，吃冬瓜能利尿，从而能排除体内过多的水分，减轻体重，降低血脂。

◈ 丝瓜

丝瓜性凉，味甘，具有清热化痰、去暑清心、凉血解毒、通络行血、利肠下乳等功效。

丝瓜不但是低热量、低脂肪、含糖量低的高钾食品，而且富含钙、镁、磷等矿物质。经常食用丝瓜对燥热伤阴、胃燥津伤型糖尿病患者大有裨益，并兼有防治中老年糖尿病患者合并高血压病的作用。丝瓜中含有皂苷类物质，具有一定的强心作用。丝瓜中的苦味物质及黏液汁具有化痰作用。丝瓜中还含有干扰素诱生剂，能刺激人体产生干扰素，增强人体免疫功能。

◈ 南瓜

南瓜性平，味甘，具有补中益气、降脂降糖的功效，适用于糖尿病、高血压、冠心病、高血脂等症。

南瓜中果胶含量最高，每100克干品南瓜含果胶物质达7～17克，并含有甘露醇等成分，与淀粉类食物混吃时，可提高胃内容物的黏度，并调节胃内食物的吸收度，减慢糖类吸收，从而推迟了胃内食物的排空。果胶在肠道内又会形成一种凝胶状物质，延缓了肠道对营养物质的消化和吸收，从而起到控制餐后血糖升高的作用。南瓜中含有较多的微量元素铬，其含量为所有蔬菜之冠，而铬是维持胰岛细胞功能所必需的微量元素，它能增加体内胰岛素的释放，促进糖尿病患者的胰岛素分泌正常化，进而降低血糖。

◈ 魔芋

魔芋中葡萄糖甘露聚糖含量达50％，蛋白质含量达

30%，还含有膳食纤维、维生素、铁、钙和 17 种氨基酸以及多种不饱和脂肪酸等。

魔芋所含葡萄糖甘露聚糖，是一种半纤维素，它吸水性极强，涨发后可使体积增大 50 ~ 80 倍，形成体积很大的凝胶纤维状结构，提高了食物的黏度，延缓了胃排空和食物在肠道内的消化和吸收，可有效降低餐后高血糖，并有降脂作用。此外，由于其吸收水后体积膨胀，在胃内停留时间延长，本身含热量又极低，因此它既能控制糖尿病患者的热量摄入，降低体重，又能增加饱腹感，减轻糖尿病患者饥饿的痛苦。

◈ 马齿苋

马齿苋是一种野生蔬菜，也是一种清热解毒类的中药。中医认为，马齿苋味酸性寒，归大肠、肝经，具有清热解毒、凉血止血的功效。

马齿苋对糖尿病具有一定的治疗作用。专家研究证明，马齿苋中含有高浓度的去甲肾上腺素和二羟基苯乙胺。进一步研究发现，马齿苋中的去甲肾上腺素能促进胰岛 β 细胞分泌胰岛素，调节人体糖代谢，从而降低血糖水平。

◈ 番薯叶

番薯叶又称山芋叶。番薯叶性平，味甘，具有生津润燥、补中和血、益气宽肠、通便等功效。

番薯茎叶富含维生素 A，并含有钙、磷、铁等微量元素以及黏液蛋白等成分。番薯茎叶对中老年 2 型糖尿病轻症患者有较好疗效。

◈ 银耳

银耳又称白木耳。性平,味甘,具有滋阴润肺、生津止渴、益气补肾、养心安神的功效。

银耳含膳食纤维很高,且富含角质。中老年 2 型糖尿病患者经常食用银耳,有助于降低血糖和控制病情,并对糖尿病并发高血压病、高脂血症等也有较好的防治作用。

◈ 海带

海带性寒,味咸,具有软坚散结、消痰平喘、通行利水、祛脂降压等功效,适用于痈肿、小便不畅、咳喘、水肿、高血压等症。

海带含碘量之高在食物中首屈一指,有机碘有类激素样作用,能提高人体内生物活性物质的功能,可促进胰岛素及肾上腺皮质激素的分泌,提高脂蛋白酶的活性,促进葡萄糖和脂肪酸在肝脏、脂肪、肌肉组织中的代谢和利用,从而发挥降血糖、降血脂作用,并有降血压、抗动脉硬化等作用。

◈ 香菇

香菇性平,味甘,具有健脾益胃、补气健身、降脂降压等功效,适用于糖尿病、高血压、动脉硬化、佝偻病、高脂血症、便秘、贫血、肿瘤、年老体弱、久病体虚、食欲不振、气短乏力、小便频数等病症。

香菇属高钾低钠食物,并含有一种核酸类物质,可抑制血清和肝脏中的胆固醇含量,有防止血管硬化和降低血压的作用。对于胆固醇过高而引起的动脉硬化、高血压以及急、慢性肾炎、尿蛋白血症、糖尿病等病症,香菇无疑是食疗佳品。

因此，在烹饪菜肴时，适当加几个香菇，不仅味道鲜美，而且还有利于糖尿病患者的康复。

◈ 香蕉

香蕉性寒，味甘，有清热解毒、润肺止咳、消炎降压、润肠通便等功效。

香蕉虽然含糖量达 20% 左右，但果糖与葡萄糖的比例为 1∶1，糖尿病患者摄入香蕉后，可使尿糖相对降低，因此可作为糖尿病患者的加餐果品，但应相应地减少主食摄入量。尤其适宜于 2 型糖尿病患者合并高血压病、肥胖症、高脂血症或脂肪肝的患者食用。

◈ 山楂

山楂又称红果、山里红，性微温，味酸、甘，具有消食化积、活血化瘀的功效，有助于消化、降压、抗硬化、改善心脏供血。糖尿病患者适量食用山楂，不仅可以帮助消化，降低血脂，而且可防治糖尿病心脑血管并发症。

◈ 柚子

柚子性凉，味甘、酸，具有理气开胃、生津止渴、化痰止咳、润肠通便等功效。

柚子富含维生素 C，新鲜柚子果汁中含有胰岛素样成分，能降低血糖。中老年糖尿病患者经常适量服食柚子果汁，不仅有助于降低血糖、尿糖，而且还可以防治高血压病。柚子有润肠致泻作用，凡有便溏泄泻、少腹虚寒者不宜食用。

◈ **罗汉果**

罗汉果性凉,味甘,具有清热解暑、润肺止咳的功效。

罗汉果甜味成分的甜度为蔗糖的 300 倍,属低热量天然甜味剂,是肥胖患者及糖尿病患者理想的调味剂。罗汉果所含膳食纤维能改善糖代谢,有利于糖尿病患者的血糖控制。罗汉果还具有清肺止咳功效,适宜于中老年燥热伤肺、胃燥津伤型轻症糖尿病患者。

◈ **西瓜皮**

西瓜皮又称西瓜翠衣。西瓜皮性凉,味甘,无毒,具有清暑解热、止渴、利小便等功效。现代中医临床已较广泛地将西瓜翠衣与其他药物联用来治疗糖尿病口渴、尿浊等症,疗效颇佳。中寒湿盛者忌用。

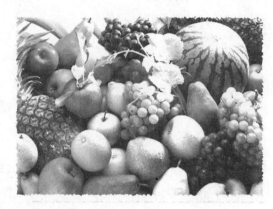

◈ **泥鳅鱼**

泥鳅性平,味甘,具有补中益气、滋阴清热、补肾壮阳、祛风利湿的功效,适用于消渴、阳痿、肝炎、痔疮、盗汗、水肿等症。

泥鳅所含丰富的钙、磷、锌、硒等成分,不仅有助于降低血糖,在得到钙、磷补充的治疗中,还可有效地防治糖尿病酮症酸中毒和非酮症高渗性综合征。泥鳅所含脂肪中有类似二十碳五烯酸的不饱和脂肪酸,其抗氧化能力强,对胰岛 β

糖尿病的治疗与调养

细胞具有较强的保护作用。

◈ 黄鳝

黄鳝性平,味甘,具有补益气血、温阳益脾、滋肝补肾、祛风通络的功效,适用于虚损咳嗽、消渴下痢、筋骨软弱、风湿痹痛、化脓性中耳炎等症。

黄鳝体内含有两种能显著降低血糖的黄鳝素(即黄鳝素A和黄鳝素B),因而可以治疗糖尿病。目前,日本已经以黄鳝素A和黄鳝素B为主要原料,生产出一种降血糖新药,正用于治疗糖尿病。

◈ 海参

海参性温,味咸,具有补肾益精、养血润燥等功效。

海参有很强的补益作用,其含镁量在各种水产品中名列前茅。糖尿病患者体内缺镁时,肌醇向细胞内转运速率下降,易导致细胞内肌醇缺乏,从而引起糖尿病慢性血管神经并发症的发生。1型和2型糖尿病均存在着低镁血症。因此,糖尿病患者经常食用海参有助于缓解病情。

◈ 兔肉

兔肉性凉,味甘,具有补中益气、止渴健脾、滋阴凉血、解毒的功效,适用于消渴羸瘦、便血等症。

现代研究表明,兔肉中含有丰富的卵磷脂,有助于防止血栓形成。兔肉味美,肉嫩,优质蛋白质含量高,脂肪含量低,适于糖尿病、高血压、冠心病、肥胖者食用。

糖尿病患者应忌食的各种食品

◈ 食盐

医生们通常把限制饮食，特别是限制进食含糖高的食品,作为重要的防治方法来指导糖尿病患者。但是,限制盐分摄入量则很少引起人们的重视。现代医学研究表明,摄入过多的盐分, 会增强淀粉酶活性,从而促进淀粉消化和小肠吸收游离葡萄糖的作用, 可引起血糖浓度增高而加重病情。因此,糖尿病患者也不宜多吃盐。一般认为,糖尿病患者每日摄入盐量应在 5 克以下。

◈ 酒类

乙醇是酒类的主要成分。作为热量物质,在体外用燃烧计测试, 每克乙醇可产生 29.8 千焦热量。酒精进入体内后,可迅速氧化产热, 热量经体表毛细血管散热,几乎不能利用,更难以转化贮存。浓度高的酒不含其他营养素,因而在计算热量时, 不能与其他实质性产热物质如糖类、蛋白质、脂肪等简单地进行同等换算。

乙醇对机体代谢的影响是多方面的, 主要取决于饮酒的量和急缓, 机体营养状况, 饮酒时的进食量,肝胰功能及机体对酒精的耐受性等。过量饮酒会引起高脂血症或造成代谢紊乱,使肝脏负担加重。糖尿病患者在饮酒时,进食一些含碳水化合物的食物,血糖即可升高,使糖尿病失去控制。常饮酒而不吃食物,可抑制肝糖原的分解,使血中葡萄糖量减少,出现低血糖反应。

因此，糖尿病患者最好戒酒，如要饮酒也只能少量饮用乙醇浓度低的啤酒、果酒，并且避免空腹饮用。重症糖尿病合并肝胆疾病者，尤其是正在使用胰岛素和口服降血糖药物的患者，则要严禁饮酒。

◈ 饮料

糖尿病患者如果血糖控制较好，可以适当地饮用饮料，尤其是在运动之后。运动会导致出汗，出汗意味着机体正在损失水分。如果运动量较大，更有必要在运动后或运动期间补充损失的水分。水通常是最佳的选择，但如果锻炼的时间较长，则应该选用含有碳水化合物的饮料。选用的饮料中碳水化合物的含量不宜超过10%，如以甜菊糖为主要甜味剂的碳酸饮料、不加糖的蔬菜汁饮料以及含糖低的强化维生素和无机盐的强化饮料等。

◈ 酸奶

对糖尿病患者来说，饮食治疗中最重要的是掌握好糖类的数量和质量。一般来说，可以直接吸收的葡萄糖和极易消化吸收的蔗糖的用量应受到严格控制或禁用。目前，市场上销售的酸奶大多是加糖的，其含糖量在8%～20%，加上牛奶本身含有乳糖5%～6%，则每100克酸奶中就含糖15克左右。对于血糖、尿糖还没有得到良好控制的糖尿病患者来说，常喝加糖的酸奶会使血糖、尿糖增高，对糖尿病的治疗是不利的。如果糖尿病患者经过治疗，血糖、尿糖已经得到控制，也可以喝酸奶，但最好喝不加糖或少加糖的酸奶，同时应计算酸奶所产生的热量，并相应地减少当天的主食量。

◈ **蜂蜜**

　　蜂蜜约含80％的糖类,其中约45％是不经消化就可以直接吸收的葡萄糖,5％左右为易消化吸收的蔗糖,因为这两种糖吸收很快,所以食用蜂蜜对血糖的影响很大。糖尿病患者在血糖和尿糖还没有得到控制的情况下,食用蜂蜜只会使血糖更高,对疾病的治疗没有任何好处。

　　糖尿病经过多方治疗,当血糖、尿糖已经得到控制时,如果因其他原因需要食用蜂蜜,可以少量食用,但应该同时扣除当天一部分主食(50克蜂蜜扣除50克粮食)。在开始食用蜂蜜时,还应该注意检查尿糖的变化,根据尿糖变化情况及时调整用量。

◈ **各类果糖**

　　果糖有天然果糖和人工果糖,是营养型甜味剂。果糖是一种单糖,第一阶段代谢时虽然不需要胰岛素,但第二阶段代谢时仍需要胰岛素参与。因此,凡是糖尿病病情控制不好的患者不宜食用。果糖甜度高,可少量应用作为甜味剂,但应计算热量,在主食中相应扣除。

◈ **木糖醇**

　　木糖醇是植物中半纤维素的多聚戊糖经水解后的木糖加氢后还原而成的物质,呈白色的细颗粒状。它和葡萄糖一样,由碳、氢、氧3种物质组成,在人体内氧化后可释放出热量,其产热效能与葡萄糖相近。它具有甜味,能增加食物的甜度,糖尿病患者因不能使用精制的糖类,故一般用木糖醇来当调味品。

　　但木糖醇并不能代替蔗糖，也不能治疗糖尿病，而且，如果木糖醇食用过多，还会引起冠状动脉粥样硬化症和尿路结石等病症。木糖醇在代谢初期，可能不需要胰岛素参与，但在代谢后期，则需要胰岛素的促进。所以，木糖醇并不能避免发生糖代谢紊乱，也不能降低血糖和尿糖，对糖尿病患者的症状更无改善作用。此外，木糖醇吸收率低，如果以葡萄糖的吸收率为 100%，果糖则为 43%，木糖醇最低，约为 15%，食用过多容易导致腹泻。

　　因此，糖尿病患者不宜过多地食用木糖醇，以每天不超过 50 克为宜，并且在食用时要计算热量，从主食中相应扣除。

◈ 含糖量较高的各种水果

　　水果色、香、味俱全，口感好，还可以补充大量维生素、矿物质和果胶，对许多人而言，水果不可或缺。但是由于水果多含有果糖、葡萄糖，而且能被机体迅速吸收，引起血糖增高，糖尿病患者应慎食。在食用水果前，需把握好以下几点：

　　（1）吃水果的时机。当血糖控制得比较理想，血糖稳定无明显波动时，才可以按照自己的喜好选择水果。如果血糖控制不理想时，则要暂时忌食水果，可以番茄、黄瓜等蔬菜代替水果，待病情稳定后再食用。

　　（2）吃水果的时间。吃水果一般可作为加餐用，也就是说，要在两次进餐时间之间或者睡前吃。一般不提倡餐前或餐后立即吃水果，以避免一次性过多地摄入碳水化合物造成血糖升高。

　　（3）选择水果的种类。水果的碳水化合物含量一般为

6%~20%。糖尿病患者可多选食西瓜、苹果、梨、橘子、猕猴桃等含糖量低的水果，而香蕉、红枣、柿子、芒果等水果含糖量较高，不宜选食。

（4）吃水果的数量。水果所含的碳水化合物成分主要有葡萄糖、果糖、蔗糖、淀粉、果胶等。果糖在正常代谢过程中不需要胰岛素的参加；果胶还被证实具有延缓葡萄糖吸收的作用，从这个角度讲糖尿病患者并不是绝对不能食用水果的。患者可以少食水果，但要计算热量，并相应地减少主食。一般每天吃一份，所谓一份是指含有 376.56 千焦（90 千卡）热量的水果，相当于主食 25 克，也就是说，吃一份水果就应少吃25 克主食。

◈ 薯类食品

薯类包括土豆、白薯、山药、芋头，也可以把荸荠、菱角等算做薯类。薯类食品含有较多的微量元素和维生素，加工后味道鲜美，深得人们的喜爱。但是，薯类食品含有较多的糖，糖尿病患者应少吃，以免导致糖摄入过多而升高血糖。中医学认为山药滋补肺、脾、肾三脏，可用于治疗糖尿病。现代研究也证实山药的确有降糖功效，但是作为药用，必须少量使用。如只看其有降糖作用，盲目食用山药，以求药食并用，可能反受其害，造成血糖升高。所以，山药作为药用食疗，一定要在医师指导下，根据患者的综合症状、舌象、脉象，辨证施治后使用。

◈ 各种干果

干果类食品含糖量为 10%~25%，每克产热 16.74 千焦（4

千卡),含脂肪量为30%～36%,每克产热37.66千焦(9千卡),属高热量食品。另外,脂肪虽然属于非糖物质,但如果摄入量超过需要量,一方面多余的热量可以转化为体脂贮存起来,使体重增加,加重胰岛负担;另一方面脂类物质在体内可以通过糖异生作用转化为葡萄糖和糖原,对血糖产生间接影响。

因此,干果类食品对血糖水平有一定影响,糖尿病患者不能随意食用。但干果中富含人体所需的维生素E和不饱和脂肪酸,有利于预防心脑血管疾病及抗衰老,因此在病情稳定期可以适量食用。食用时,必须按照等值互换的原则,减去同等热量的主食。25克干果的热量大约相当于100克主食,可以在总热量不超标的情况下适量食用。

◈ 少数肉类

肉类食品大多脂肪含量较高,热量也相对较高。一般来说,猪瘦肉的脂肪含量为15%,牛肉6.5%,鱼类4%～8%,鸡肉2%。糖尿病患者在糖代谢紊乱的同时,也存在着脂代谢紊乱的状况。为减少饱和脂肪酸对疾病的不良影响,糖尿病患者应慎食肉类,以平均每日50～100克为宜,并应首选鱼类,其次为鸽肉、鸡肉、牛肉,少吃猪瘦肉,不吃肥肉类。

◈ 一些海产品

海产品包括海鱼、虾、蟹、贝类和海藻等品种。前三者是动物类海产品,这些食物味道鲜美,营养丰富,能提供给人大量的优质蛋白质、脂肪和丰富的膳食纤维,又含有大量人体所需的微量元素,糖尿病患者适当食用是有益无害的。

需要注意的是,不同的海产品所含的脂肪和热量也不相同，因此要了解所要吃的海产品所含的脂肪和热量有多少。有些海产品如虾皮、对虾、鲜贝、海蟹等，含有较高的脂肪和热量，糖尿病患者应少食。海鱼、贝类内含有致病微生物，生食不利于身体健康，所以糖尿病患者不宜吃生鱼片，要吃熟食。海藻类属于植物性海产品，包括海带、紫菜等，含热量及脂肪很少，可作为糖尿病患者的理想食品。

◈ 高营养滋补品

糖尿病患者饮食受限，日久容易造成身体虚弱。除加强营养调理外，适当进食滋补品也是必要的。通过进补，不仅可补益身体，还可利用某些中药治疗糖尿病。

糖尿病患者进补应把握"一通二补"的原则。一通是指必须保持消化道通畅，减少小肠对糖分的吸收。二补指"补阴"和"补气"，以补阴为主，兼以补气，这是因为糖尿病患者火热之症居多，热易伤阴耗气，久则气阴两虚。可对症选用滋肾、生津、清热为主的方剂，如玉泉丸、玉液汤、沙参麦冬汤、六味地黄丸等；如兼气虚者可适量加入人参、黄芪等补气药。当患者表现出四肢发冷、畏寒、腰膝酸冷、阳痿不举、月经不调等阳虚证时，也可于药方中酌加肉桂、附子、淫羊藿等温阳补肾之品。

需要注意的是，糖尿病患者最好不要以补膏进补，人参蜂王浆等含有蜂蜜类的补养口服液也不宜服用。因为大多数滋补膏都使用蜂蜜或含胶类药物（如驴皮胶、鹿角胶等）为基本原料。蜂蜜含有多种糖分，服用后易引起血糖波动，而胶类摄入后常会引起糖尿病患者大便不畅，使消化残渣在肠道滞留时间增长，同时也会引起血糖上升。

糖尿病的治疗与调养

糖尿病患者的饮食调养方案

糖尿病患者降糖食疗方案

糖尿病患者通过饮食降糖应遵循的原则

糖尿病的主要特征就是血糖、尿糖升高，以及糖耐量降低，通常表现为多饮、多食、多尿、体重下降等症状，因此，降血糖是控制糖尿病发展不可或缺的一个方面。在饮食疗法中，降血糖通常要遵循以下几个原则：

（1）重症、幼年型、脆性型患者应严格控制饮食。

（2）成年型或是症状较轻的患者，在空腹或餐后2小时血糖超过正常值时，应注意从饮食方面来治疗。

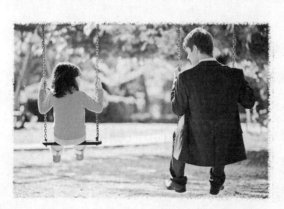

（3）适度控制总热量和糖类的摄入量，具体摄入量应根据病情变化进行调整。

（4）患者需要从饮食中摄入足够的纤维素（每天10克左右），及时补充微量元素锌、铬。

调养食谱

◈ 麦麸饼

用料：麦麸、精制麦、鸡蛋、瘦肉、蔬菜、油、精盐各适量。

制法：猪肉洗净后剁成末，蔬菜洗净剁碎，加入麦麸、粗制面粉和鸡蛋，用油、精盐调好口味，做成饼状，放入平底锅中煎熟即可。

功效：降血糖。适用于各型糖尿病患者。

◈ 南瓜饭

用料：南瓜 500 克。

制法：南瓜洗净，切成块，放入锅中，加水煮成糊状后取出。可在早、晚餐时食用。

功效：改善糖代谢，降低尿糖、血脂。适用于各型糖尿病患者。

◈ 葫芦汤

用料：鲜葫芦 80 克或干品 40 克。

制法：鲜葫芦或干品放入锅中，用水煎，取汤饮用。

功效：解毒止痛。适用于糖尿病合并生痈、疖、口鼻溃烂者服用。

◈ 冬瓜饮

用料：冬瓜 100 克。

制法：冬瓜洗净放入锅中，稍加水煮熟，绞其汁饮用。可经常服用，每天 3 次。

功效：清热解渴。适用于肺胃热型糖尿病患者。

◈ 萝卜粥

用料：白萝卜 500 克，糯米 50 克。

制法：白萝卜洗净放入锅中煮熟，取其汁加入糯米中，再加入适量的水熬至粥熟即成。

功效：降血糖。适用于糖尿病患者口干、口渴、小便频数的症状。

◈ 兔肉炖山药

用料：兔子 1 只，山药 100 克。

制法：把兔子去毛、爪、内脏，洗净切成块，放入锅中，加入适量的水及山药，待煮熟后食用。

功效：益气养阴。适用于口渴、乏力、消瘦的糖尿病患者。

◈ 洋葱炒肉丝

用料：鲜洋葱 100 克，猪瘦肉 50 克，油、酱油、精盐各适量。

制法：猪瘦肉洗净切丝；洋葱洗净，切丝。锅内注油烧热，下入猪肉丝炒至熟，下入洋葱丝，加入酱油、精盐调味即可。

功效：降血糖，补肾。适用于糖尿病下消证。

◈ 清蒸鲫鱼

用料：鲜鲫鱼 500 克，绿茶 100 克。

制法：将鱼去鳞、鳃、内脏，洗净。把绿茶塞入鱼腹中。放入蒸锅，不加任何调料，蒸熟即可。每天 1 次。

功效：补虚，温胃，降血糖。适用于各型糖尿病患者。

◈ 乌梅茶

用料：乌梅 15 克。

制法：乌梅用开水泡后，代茶饮。每天 1 剂，分数次饮用。

功效：养阴止渴。适用于糖尿病上消证口干口渴者。

◈ 洋葱饮

用料：洋葱 100 克。

制法：洋葱洗净放入锅中，加入适量清水，煎取其汁即可。

功效：降血糖。适用于各型糖尿病。

肥胖型糖尿病患者的食疗方案

肥胖型糖尿病患者饮食调养应遵循哪些原则

肥胖是诱发糖尿病的最重要的原因之一。肥胖者体内脂肪堆积，使细胞膜上的胰岛素受体减少，降低了机体对胰岛素的敏感性，并且容易产生对胰岛素的抵抗性。因此，防止肥胖对于预防糖尿病和控制病情十分有益。

中医学认为，"胖人多虚""肥人多湿"，肥人"为湿盛之体"，这类患者在饮食上通常要把握以下几个原则：

（1）进餐要定时，要少食多餐。晚餐宜以高纤维食物为主，不要过于丰盛。

（2）多食用低糖类食物，每日摄取100～200克为宜，但不宜少于50克，否则容易发生酮症酸中毒。

（3）要保证充足的蛋白质供给量，以防身体虚弱，影响到减肥效果。

（4）一日三餐的热量安排要合理，在保证人体所需的各种蛋白质和营养元素得到充足供应的前提下，使热量摄入与消耗达到负平衡，以消耗体内的脂肪，达到减肥的目的。

（5）控制饮酒，避免产生较高的热量。

调养食谱

◈ **茯苓饼**

用料：茯苓粉80克，米粉80克，植物油适量。

制法：① 茯苓粉、米粉中加入适量清水调成糊状。

② 把平底锅置于小火上，加入植物油抹匀，把粉糊摊成饼状煎熟即可。

功效：健脾润燥。适用于肥胖型糖尿病属脾虚湿盛者。

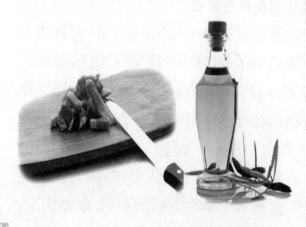

◈ **鸡丝冬瓜汤**

用料：冬瓜200克，鸡肉100克，党参3克，料酒、精盐、鸡精各适量。

制法：① 冬瓜洗净切成片。

② 鸡肉洗净切丝，与党参一同放入砂锅内，加水 500 毫升，用小火炖至八成熟时下入冬瓜片。

③ 加入适量的精盐、料酒、鸡精，待冬瓜熟时即可食用。

功效：健脾利尿。适用于肥胖型糖尿病属脾气虚弱、水湿壅盛者。

◈ 鲤鱼汤

用料：鲤鱼 150 克，荜茇 5 克，川椒 15 克，葱、姜、香菜、料酒、醋、鸡精各适量。

制法：① 鲤鱼去鳞、鳃、肠杂，洗净后切成小块；葱、姜洗净切丝；香菜洗净切段。

② 把鱼块、荜茇、葱丝、姜丝放入锅中，加入适量的水，用旺火烧开后转用小火煮约 40 分钟，加入川椒、香菜段、精盐、鸡精、料酒调味即可。

功效：补肾温中。适用于肥胖型糖尿病患者。

◈ 冬瓜番茄汤

用料：冬瓜 250 克，番茄 150 克，葱段适量。

制法：① 冬瓜洗净，去瓤，不要去皮，切成方块；番茄洗净，用开水烫一下，去皮，切成片。

② 把冬瓜块放入锅中，加入适量的清水，炖至将熟时加入番茄片、葱段，煮熟即可。

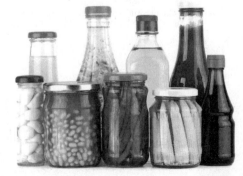

功效：健脾消食。

糖尿病的治疗与调养

适用于肥胖型糖尿病属脾虚湿盛者。

◈ 萝卜粥

用料：胡萝卜 50 克,大米 50 克。

制法：胡萝卜洗净切丁。大米淘洗后放入锅中,加水、胡萝卜丁,煮好后可当早餐食用。

功效：健脾理气。适用于肥胖型糖尿病属脾气虚弱者。

◈ 药扁豆粥

用料：鲜山药、大米各 30 克,白扁豆 15 克。

制法：山药去皮洗净。大米、白扁豆下入锅中,加适量的水,煮至八成熟时下入山药,待山药熟烂即可。

功效：益气养阴,补肺止渴。适用于肥胖型糖尿病属脾气虚弱者。

◈ 腐竹炒苋菜

用料：苋菜 200 克,腐竹 100 克,葱丝、精盐、鸡精、植物油、淀粉各适量。

制法：腐竹切段。锅内注油烧热,下入葱丝爆香,放入腐竹炒至将熟时下入苋菜,加入精盐、鸡精,用淀粉勾芡即成。

功效：化痰消积,清热利湿。适用于肥胖型糖尿病属痰热内盛者。

◈ 凉拌莴苣

用料：莴苣 200 克,料酒、精盐、鸡精各适量。

制法：莴苣去皮后洗净切丝,加入少量精盐,拌匀后去汁,加入料酒、鸡精调匀即可。

功效:健脾利湿。适用于肥胖型糖尿病属病邪壅滞者。

◈ 芹菜炒肉丝

用料:芹菜 200 克,猪瘦肉 60 克,植物油、精盐、鸡精、料酒、香油各适量。

制法:① 芹菜择洗干净,用刀拍松,切成段。猪肉洗净切丝。

② 锅内注油烧热,下入肉丝、料酒,炒至断生盛出。

③ 锅内注油烧热,下入芹菜段,炒至六成熟,加入肉丝、精盐、鸡精、香油,翻炒均匀即可。

功效:止咳利尿,降压镇静。适用于肥胖型糖尿病患者。

◈ 降脂饮

用料:枸杞子 10 克,何首乌、草决明、山楂各 15 克,丹参 20 克。

制法:把上述各种原料放入药锅中,加水,用中火煮,煮好后取汁 1500 毫升,存入容器中,当茶频饮。

功效:降低血脂,滋补肝肾。适用于肥胖型糖尿病,同时伴有血脂增高、肝肾阴虚的患者。

糖尿病并发感冒患者的食疗方案

糖尿病并发感冒患者饮食应遵循的原则

在糖尿病的诸多并发症中,最为常见的就是感冒,可发生于任何季节,尤其以冬春最易发生。如果不及时防治感冒,会引起血糖升高,使糖代谢紊乱,加重患者糖尿病病情。因此,如果患者得了感冒,一定要积极进行治疗。

中医学认为,该病主要由风邪所致,比如风寒、风热,因此,在饮食中应把握以下几个原则:

(1)饮食一定要清淡,易于消化、吸收,不宜进食荤腥之物。

(2)做菜时可用生姜、葱白、香菜来发散风寒;用油菜、苋菜来调理风热。

(3)患者发病时,有时也可采用相反相成的方法来进行治疗,比如热者以寒,寒者以热,虚者以补。

调养食谱

◈ 黄豆香菜汤

用料:黄豆 10 克,香菜 30 克。

制法:香菜洗净。黄豆洗净加适量清水煮 15 分钟,去渣,加入香菜煮开即可。1 次饮毕,每天 1 剂。

功效:散寒解表。适用于糖尿病并发风寒型感冒者。

◈ 白菜根生姜萝卜汤

用料:干白菜根 3 个,生姜 3 片,青萝卜 1 个。

制法:菜根洗净,萝卜洗净切片。把 3 种原料放锅中,加入 3 碗水,煎至 1 碗半水的时候即可。分 2 次温服。

功效:行气宽中,散寒解表。适用于糖尿病并发风寒型感冒者。

◈ 姜葱鸡蛋汤

用料：梨 50 克，姜片、葱段各 15 克，鸡蛋 2 个。

制法：把梨、姜片、葱段放入锅中同煮。把鸡蛋打入碗中搅匀。趁药汁沸腾时浇在鸡蛋液中。趁热饮用，盖被发汗。

功效：解表，散寒，宣肺。适用于糖尿病并发风寒型感冒者。

◈ 葱根香菜苏叶汤

用料：葱根 7 根，香菜 15 克，紫苏叶 19 克。

制法：把葱根、香菜、紫苏叶放入锅中，加入适量的水，煎取其汁。每晚饮 1 剂，连服 3 天为 1 个疗程。

功效：散寒解表。适用于糖尿病并发风寒型感冒者。

◈ 羊肉当归生姜汤

用料：羊肉 200 克，姜片 50 克，当归 15 克，葱段 10 克，植物油、精盐适量。

制法：① 羊肉洗净切片。锅内注油烧热，入羊肉炒熟后加汤约 1 升。

② 下入葱段、姜末、当归，煮 30 分钟，加入精盐调好口味即可。

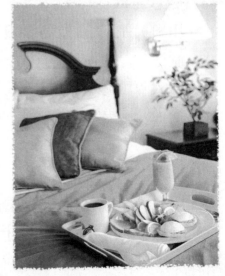

③ 吃肉喝汤后会出少量的汗，应避风 3 小时左右。

功效：宣肺，散寒，解表。

适用于糖尿病并发风寒型感冒,尤其是反复发作的患者。

◉ **生姜粥**

用料:大米 50 克,生姜 10 克。

制法:生姜洗净切片。用大米煮成粥,加入生姜片再煮 10 分钟左右即可。趁热服用,盖被待发汗。

功效:解表,散寒,益气。适用于糖尿病并发风寒型感冒者。

◉ **薄荷粥**

用料:鲜薄荷 30 克或干薄荷 10 克,大米 50 克,冰糖少量。

制法:薄荷洗净,入锅中煮 5 分钟,去渣取汁。把大米煮成粥,将熟时下入薄荷汁,稍煮后加入少量冰糖即可。

功效:祛风散热。适用于糖尿病并发风寒型感冒者,尤其适合有发热、咽喉痛症状的患者。

◉ **青椒炒豆豉**

用料:青椒、豆豉各 200 克,植物油、精盐各适量。

制法:青椒洗净切块。锅内注油烧热,下入青椒翻炒片刻后下入豆豉炒匀,加入适量精盐调味即可。

功效:解表散寒。适用于糖尿病并发风寒型感冒者。

◉ **煨猪心**

用料:鲜猪心 1 个,精盐适量。

制法:把猪心洗净,控干水分后放入砂锅中,撒上适量精盐,用中火煨 1 小时,趁热时食用。每天 1 次或 2 次,不日即可见效。

功效：养血安神，散寒解表。适用于糖尿病并发风寒型感冒者。

◈ 鸡蛋苏叶饮

用料：鸡蛋2个，苏叶30克。

制法：把苏叶放入锅中，加入适量清水煎数分钟，去渣取汁。把鸡蛋液搅匀，浇入药汁中，上火煮沸5分钟即可。饮后盖被待发汗。

功效：宣肺散寒。适用于糖尿病并发风寒型感冒者。

糖尿病并发气管炎患者的食疗方案

糖尿病并发气管炎患者饮食应遵循的原则

糖尿病患者较为常见的呼吸道并发症就是气管炎。患者患上气管炎后，若不及时治疗，会使糖尿病病情加重，并容易导致酮症酸中毒。因此，当患有并发气管炎时，应及早治疗。

中医学认为，糖尿病患者的气管炎属于"咳嗽""痰饮""喘证"等的范围，该病主要由体弱、外邪袭肺、痰饮潴留于肺所致，饮食中应把握以下几个原则：

（1）宜多食用富含蛋白质的食物，以防出现增痰上火的现象。

（2）宜多食用清淡的食物，尤其是能清热化痰的蔬菜，如小白菜、菠菜、胡萝卜等。

（3）不宜食用海产品和油腻的食物，以免生痰。

糖尿病的治疗与调养

（4）不宜食用辛辣、刺激性强的食物或饮品，以免使呼吸道受到强烈刺激而加重病情。

调养食谱

◈ 醋鱼止咳汤

用料：鲤鱼 250 克，醋 180 毫升。

制法：鲤鱼清洗干净。锅中加入醋，再加入等量清水，放入鲤鱼，炖熟食用，不加任何调料。

功效：消咳平喘。适用于糖尿病并发气管炎属痰涎壅盛者。

◈ 木耳丝瓜汤

用料：丝瓜 150 克，木耳 100 克，精盐、鸡精、胡椒粉各适量。

制法：丝瓜洗净切片；木耳用温水泡发，撕成片。锅内加适量的水烧开，加入丝瓜、精盐、胡椒粉。待丝瓜断生时下入木耳，煮至将熟加入鸡精调味即可。

功效：止血活血，止咳化痰。适用于糖尿病并发气管炎患者。

◈ 杏仁粥

用料：杏仁 15 克，大米 50 克。

制法：杏仁去皮，用水研磨后滤汁，取大米与汁同煮成粥。早晚时温热食用。

功效：祛痰，止咳，平喘。适用于糖尿病并发气管炎属肺

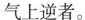

气上逆者。

◈ 花生粥

用料：花生 30 克，大米 100 克。

制法：把花生、大米一同下入锅中，煮成粥后食用即可。

功效：润肺，和胃，补脾。适用于糖尿病并发气管炎属阴虚肺燥者。

◈ 车前子粥

用料：车前子 25 克，大米 100 克。

制法：车前子洗净，用干净的布包起来，放入锅中煎汁。把大米放入同煮成粥，早晚温热食用即可。

功效：利水，祛痰，清热。适用于糖尿病并发气管炎属脾虚湿盛者。

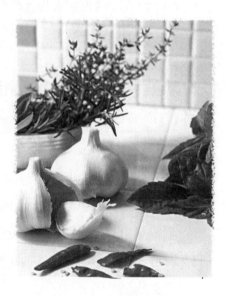

◈ 葱姜糯米粥

用料：葱白 5 根，姜 5 片，糯米 60 克，米醋 4 克。

制法：把葱白、姜片、糯米放入锅中，加入适量清水同煮。待粥煮好后，加入米醋调匀，早晚加热食用。

功效：宣肺，止咳，平喘。适用于糖尿病并发气管炎属风寒犯肺者。

◆ **煎韭菜鸡蛋**

用料：韭菜 100 克，鸡蛋 2 个，食用油适量。

制法：韭菜洗净切碎，打入鸡蛋搅拌均匀。锅内注油烧热，煎成韭菜鸡蛋饼即可。

功效：润燥化痰，补肾益气。适用于糖尿病并发气管炎属脾肾亏虚者。

◆ **橘茶**

用料：干橘皮、茶叶各 2 克。

制法：把干橘皮、茶叶用开水泡 10 分钟即成，可代茶频饮。

功效：止咳化痰。适用于糖尿病并发气管炎属肺脾两虚者。

◆ **雪梨酒**

用料：雪梨 500 克，白酒 1000 毫升。

制法：把雪梨洗净去皮、核，切成 5 厘米左右的小块。把梨块置于容器中，加入白酒密封。每 2 天搅拌 1 次，7 日后即成。可随意饮用。

功效：滋阴，润肺，止咳。适用于糖尿病并发气管炎属肺阴虚者。

◆ **黑芝麻核桃酒**

用料：黑芝麻、核桃仁各 25 克，白酒 500 毫升。

制法：黑芝麻、核桃仁洗净，放入容器中，加入白酒，拌匀后密封。每 3 天搅拌 1 次，15 天后即成。每天服 2 次，每次饮 15 毫升即可。

功效：补肾纳气，平喘止咳。适用于糖尿病并发气管炎属肾虚者。

糖尿病并发肺炎患者的食疗方案

糖尿病并发肺炎患者饮食应遵循的原则

糖尿病的急性严重并发症之一就是肺炎。肺炎按照病变的部位可分为大叶性肺炎、间质性肺炎、支气管肺炎。这种并发症发病急，病情发展快，如果不及时治疗，将会导致严重后果，甚至会出现酮症酸中毒或败血症，所以一定要注意防治。

中医学认为，肺炎是肺系的外感热病，属"风温犯肺""肺热咳嗽"等范围，多由寒温失调、饮食不节，导致卫气不固、风寒风温之邪乘虚犯肺、痰热壅盛、闭郁于肺、阻于气道而致病，因此，该类患者的饮食应把握以下几个原则：

（1）宜多食用富含铁、钙、铜，并有清热化痰之效的食物。

（2）保证摄取充分的蛋白质、热量，以满足身体的消耗，最好吃些瘦肉、猪肺等食物，可清热润肺。

（3）可以适当多餐，但一次不宜吃得太多，以流质或半流质食物为宜。

（4）不宜食用坚硬、含粗纤维过多、过甜或过酸的食物，更不宜食用葱、蒜等刺激性食物。

◈ 冬瓜薏苡仁汤

用料：冬瓜 60 克，薏苡仁 30 克。

制法：把冬瓜和薏苡仁放入锅中，注水煎汤即可。每天 1 剂，连饮 8 天。

功效：生津止渴，润肺化痰。适用于糖尿病并发肺炎属肺经热盛者。

◈ 银耳雪梨贝母汤

用料：雪梨 60 克，银耳 6 克，川贝母 3 克。

制法：雪梨洗净，去皮、核；银耳泡发。把银耳、雪梨、川贝母一同放入锅中，加适量清水煎汁，饮汁即可。

功效：清热化痰。适用于糖尿病并发肺炎属痰热壅肺者。

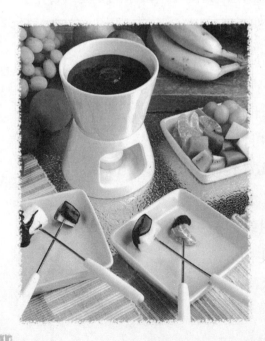

◈ 茯苓粉粥

用料：茯苓粉、大米各 30 克，红枣 7 枚（去核）。

制法：把大米放入锅中，加入适量清水，煮沸后加入红枣，待粥将熟时下入茯苓粉，搅匀即可。

功效：健脾益气，化痰和中。适用于糖尿病并发肺炎属痰湿蕴肺者。

◈ 萝卜拌梨丝

用料：白萝卜 250 克，梨 100 克，生姜末少许，香油、精盐、鸡精各适量。

制法：① 白萝卜洗净，切丝；梨洗净去核，切丝。

② 把萝卜下入开水锅中煮 2 分钟，捞出后与梨丝拌匀，加入香油、精盐、鸡精和少量的姜丝调匀即可。

功效：生津润燥，清热化痰。适用于糖尿病并发肺炎属阴虚肺燥者。

◈ 茶鸡蛋

用料：鸡蛋 2 个，绿茶 15 克。

制法：把鸡蛋外壳洗净放入锅中，加入绿茶和适量清水，煮至蛋熟即可。

功效：润燥除烦，清热化痰。适用于糖尿病并发肺炎属热邪犯肺者。

◈ 凉拌三鲜

用料：海蜇 50 克，荸荠 40 克，竹笋 30 克，香油、精盐、鸡精各适量。

制法：① 海蜇洗净切丝，用开水焯一下。

② 荸荠洗净切片；竹笋切片，下入开水锅略焯后捞出，控干水分。

③ 在 3 种原料中加入调味品拌匀即可食用。

功效：清肺止咳，生津化痰。适用于糖尿病并发肺炎属热邪犯肺者。

◈ **苦瓜茶**

用料：鲜苦瓜 1 根，茶叶适量。

制法：苦瓜切段，去瓤，装入茶叶，连接好后挂在通风处阴干。每次可取 6~9 克，用水煎或用开水泡，可代茶饮。

功效：宣肺止咳。适用于糖尿病并发肺炎属肺热，伴有高热、咳嗽、呼吸急促者。

◈ **萝卜茶**

用料：白萝卜 100 克，茶叶 5 克，精盐适量。

制法：茶叶用开水泡 5 分钟，去茶叶，取汁。白萝卜洗净切片，入锅中煮至烂熟，加入精盐调味，倒入茶汁即可。每天 2 剂。

功效：化痰止咳。适用于糖尿病并发肺炎属痰湿蕴肺者。

◈ **苋菜苏子饮**

用料：苋菜 100 克，苏子、萝卜子各 10 克。

制法：把苋菜、苏子、萝卜子放入锅中，加水煎，取其汁。每天 1 剂，7 天为 1 个疗程。

功效：清热，止咳，平喘。适用于糖尿病并发肺炎属热邪壅盛者。

◈ **橄榄萝卜饮**

用料：青橄榄 7 枚，萝卜 120 克，芦根 30 克，葱白 7 根。

制法：把青橄榄、萝卜、芦根、葱白放入锅中，加入适量清水，煎取其汁。可代茶饮，连服 3 天。

功效：化痰止咳。适用于糖尿病并发肺炎属热邪犯肺者。

糖尿病并发肺结核患者的食疗方案

糖尿病并发肺结核患者饮食应遵循的原则

肺结核是一种特殊的呼吸系统感染性疾病，在糖尿病并发症中较为常见。由于患有糖尿病，体内各种物质的代谢会出现紊乱，容易导致结核杆菌感染，病情比单纯性肺结核更加严重。肺结核可进一步扰乱糖尿病患者的代谢状况，使病情加重，所以对于此病应及早防治。

中医学认为，肺结核属于"肺痨""劳瘵"的范围，是由肺阴虚亏、阴虚火旺、气阴两虚所致，患者的饮食中要把握以下几个原则：

（1）宜摄取蛋白饮食，及时补充蛋白质的消耗，且动物蛋白质应占一半以上。

（2）宜摄取丰富的维生素，如维生素 A、B 族维生素以及维生素 C 等，多吃些富含铁、钙的食物，以改善贫血症状，促进病灶钙化。

（3）宜多吃些对结核杆菌有抑制作用的食物，如甲鱼，以及有清肺补肺作用的食物，如白木耳、百合等。

（4）不宜吸烟饮酒，也不宜进食刺激性食物，如辣椒、韭菜等。尽量少食肥厚热燥之物，如猪肉、羊肉、公鸡等。

调养食谱

◈ **梨藕柿饼汤**

用料：梨 2 个，鲜藕 500 克，柿饼 1 个，鲜茅根 50 克，大枣 10 枚。

制法：梨洗净去核，柿饼、鲜茅根、大枣用水稍泡。把 4 种原料放入锅中，加入适量清水，煮开后再煮 30 分钟即可。每天饮汤 2~3 次。

功效：清热，生津，润肺。适用于阴虚肺热型糖尿病并发肺结核，伴有咳嗽、咯血者。

◈ **荔枝红枣汤**

用料：荔枝核 7 枚，红枣 5 枚，凤凰衣（鸡蛋内膜）10 枚。

制法：把 3 种原料放入锅中，加水浓煎，取汁，早晚空腹时饮用。

功效：补中益气，养血益肾。适用于肺肾阴虚型糖尿病并发肺结核，尤其是盗汗严重者。

◈ **花鱼姜枣汤**

用料：花鱼 1 条，生姜 2 片，红枣 3 枚。

制法：花鱼清洗干净，放入锅中，加入生姜、红枣，加入 7 碗水，煮至 2 碗水时即可。早晚食用，每周 2 次或 3 次。

功效：补益肺肾，滋阴降火。适用于肺肾阴虚型糖尿病并发肺结核，尤适用于消瘦、咯血、低热明显者。

◈ **猪肺白及汤**

用料：猪肺 250 克，白及 30 克，酒、精盐各适量。

制法：把猪肺挑去筋膜洗净，与白及一同加入瓦罐中，加入少量的酒煮熟。食用时可加少量的精盐调味；也可把猪肺煮熟后蘸白及食用。

功效：清热，止血，润肺。适用于阴虚肺热型糖尿病并发肺结核，尤适用于咯血者。

◈ 鳝鱼汤

用料：鲜鳝鱼 150 克，北沙参、百合各 10 克，姜片、精盐、鸡精各适量。

制法：① 鳝鱼洗净后切成小段，放入锅中，加入姜片和适量清水，用旺火烧开。

② 加入北沙参、百合，转用中火煮约 30 分钟，加入适量精盐、鸡精调味即可。

功效：补益肝肾，润肺清热。适用于阴虚肺热型糖尿病并发肺结核者。

◈ 子鸡粥

用料：子鸡（还没有下蛋的母鸡）250 克，大米 200 克，精盐、鸡精各适量。

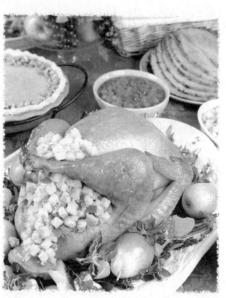

制法：① 子鸡清理干净，切块，放入锅中，浓煎其汁。

② 把鸡肉捞出后，下入大米同煮，先用旺火，待沸时改用中火，粥成加入适量精盐、鸡精调味即可。

功效：温中益气，滋阴养血。适用于肺肾两虚型糖尿病并发肺结核，尤适用于形体消瘦者。

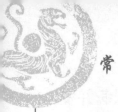

◈ **蚕蛹末**

用料：蚕蛹 100 克。

制法：把蚕蛹焙干研成细末。每天 2 次，每次服用 10 克，10 天为 1 个疗程。也可炒食之。

功效：气阴双补。适用于气阴两虚型糖尿病并发肺结核者。

◈ **白木耳炖猪肉**

用料：白木耳 5 克，猪瘦肉 100 克，鱼肝油、精盐、鸡精各适量。

制法：① 把白木耳、猪肉下入锅中，加入适量清水煮熟。

② 加入鱼肝油 10 滴，用精盐、鸡精调味即可。每天 2 次，连服 20～30 天。

功效：益气养阴。适用于气阴两虚型糖尿病并发肺结核者。

◈ **椰子燕窝饮**

用料：椰子 1 个，燕窝 3 克，西洋参片 5 克，冰糖适量。

制法：把椰子顶部挖 1 个洞，加入适量的冰糖、燕窝、西洋参后，放入锅中隔水清炖 30 分钟即可。

功效：益气养阴，滋肺补脾。适用于气阴两虚型糖尿病并发肺结核者。

◈ **柿叶茶**

用料：柿叶、绿茶各适量。

制法：① 把柿叶洗净晒干,研成细末,装入容器中密封。
② 饮用时每次取 6 克,加入适量茶叶煎汁饮用即可。

功效：养阴清肺。适用于阴虚肺热型糖尿病并发肺结核者。

糖尿病性脂肪肝患者的食疗方案

糖尿病性脂肪肝患者饮食应遵循的原则

糖尿病性肝病指的是由糖尿病引起的肝脏组织功能改变,主要可表现为糖尿病性脂肪肝或是糖尿病性肝硬变。

糖尿病性脂肪肝的发病率较高,患有肥胖型糖尿病的成年患者并发脂肪肝的病例较多,而发生这种并发症的最主要原因就是体内缺乏胰岛素。

中医学认为,糖尿病性脂肪肝属于"痰证""胁痛"等范畴,糖尿病性肝硬变属于"胁痛""积聚""症瘕"等范畴,通常饮食中应遵循以下几个原则:

（1）宜摄取高白质食物,尤其是优质蛋白质,需按每天每千克体重 1.2～1.5 克供给。

（2）宜控制热量的摄入,尤其是脂肪和糖类的摄入量,脂肪每天每千克体重 0.5～0.8 克,糖类 2～4 克。

（3）宜适量饮水,多吃含有甲硫氨酸的食物,如莜麦面、菜花等,可使肝细胞内的脂肪病变得到改善。

（4）宜摄取充足的新鲜蔬菜,以补充人体所需维生素,但不宜多食含糖量高的蔬菜和水果。

（5）不宜食用辛辣、刺激性食物,如酒、辣椒、咖啡、胡椒等,宜少饮用肉汤、鸡汤等含氮浸出物较多的食物。

调养食谱

◈ **黄豆芽汤**

用料:黄豆芽 50 克,精盐、鸡精各适量。

制法:黄豆芽去根部及杂质,洗净后放入锅中,加入适量清水煮汤,待豆芽熟后加入精盐、鸡精调味即可。饮汤吃豆芽,可经常食用。

功效:补肝和胃,散结祛湿。适用于糖尿病性脂肪肝属肝胃不和、痰浊中阻者。

◈ **海带排骨汤**

用料:猪排骨 300 克,海带 100 克,葱段、姜片、精盐、料酒、香油各适量。

制法:① 把海带用温水泡发后切成块;猪排骨洗净,剁成段,入开水锅中焯后捞出,用温水洗净。

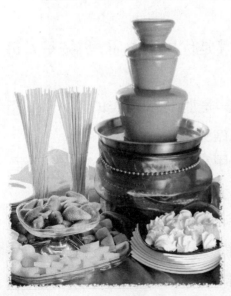

② 锅中加入清水、排骨、姜片、葱段、料酒,待烧开后撇去浮沫,转用小火,煮至肉熟后,加入海带、精盐,待烧入味,捡出葱、姜即可。

功效:益肝补血,软坚散结。适用于糖尿病性脂肪肝属脾虚湿盛者。

◈ 泥鳅木耳汤

用料:活泥鳅250克,水发木耳150克,水发黄花菜30克,葱段、姜片、精盐、料酒各适量。

制法:① 泥鳅洗净后切片;黄花菜洗净切碎;黑木耳用温水泡发后洗净。

② 把3种原料和葱段、姜片一同放入锅中,加水、料酒适量,煮炖至熟烂,加入精盐调味即可。每日早晚各1次,温服。

功效:温中益气,扶正祛邪。适用于糖尿病性脂肪肝属气血虚弱者。

◈ 鲫鱼薏苡仁汤

用料:鲫鱼100克,薏苡仁15克,羊肉50~100克,酱油、黑胡椒粉各适量。

制法:① 鲫鱼去鳞、内脏,清洗干净;羊肉洗净,切成片。

② 锅置火上,放入薏苡仁,加入适量的清水,煮沸后将鲫鱼和羊肉片放入,将熟时放入适量的酱油、黑胡椒粉调味即可。每日或隔日1次,连服3~5次。

功效:健脾利湿。适用于脾虚湿盛型糖尿病性脂肪肝,尤适用于面色发黄、口腻无味、食欲不振者。

◈ 鸡骨草猪肝汤

用料:猪肝250克,鸡骨草150克。

制法:猪肝洗净,去筋膜,和鸡骨草一同加水煮熟,去药渣。食猪肝,饮汤。2~3次服完,每天早晚各食1次。

功效:疏肝健脾,活血化瘀。适用于湿热型糖尿病性脂肪肝患者。

◈ 蘑菇炒肉

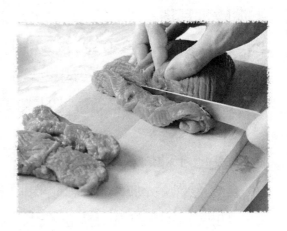

用料：蘑菇 250 克，猪瘦肉 100 克，葱段、姜片、胡椒、植物油、精盐、料酒各适量。

制法：① 蘑菇洗净，撕成片；猪肉洗净切片。

② 锅置火上，注油烧热，下入肉片，稍炒，加入蘑菇、葱段、姜片，炒至将熟时下入胡椒、精盐、料酒调味即可。

功效：补益胃肠，补气养血。适用于糖尿病性慢性脂肪肝属气血虚弱者。

◈ 冬笋炒香菇

用料：冬笋 250 克，香菇 50 克，植物油、精盐、酱油、醋、湿淀粉、清汤各适量。

制法：① 冬笋去皮后洗净，切成滚刀块，香菇洗净撕成片。

② 锅内注油烧热，下入冬笋片、香菇片，翻炒。

③ 加入少量的清汤，适量的酱油、精盐、醋，将熟时下入湿淀粉勾芡，待汤汁稠浓时即可。

功效：开胃健脾。适用于各期糖尿病性脂肪肝患者。

◈ 泥鳅汆豆腐

用料：活泥鳅 250 克，鲜豆腐 100 克，玉米须 30 克。

制法：玉米须用布包好，与泥鳅、豆腐一同放入砂锅中，加水适量煎煮,待烂熟后调味即可。每天服食1次,连服数天。

功效：补益肝肾，祛风除湿。适用于湿热型糖尿病性脂肪肝患者。

◈ **茵陈红枣饮**

用料：茵陈15克,红枣4枚,干姜6克。

制法：把茵陈、红枣、干姜一同放入锅中,加入适量的水煎煮。每天2次。

功效：健脾润燥。适用于糖尿病性脂肪肝属脾虚湿盛者。

◈ **荷叶茶**

用料：鲜荷叶60克,生山楂10克,薏苡仁10克,橘皮5克。

制法：① 把荷叶洗净,晒干,研成末。

② 生山楂、薏苡仁、橘皮烘干,研成末。

③ 四种药末混合均匀,放入瓶中,加入开水,盖上瓶塞,泡半小时即可。每天1剂,饮完后可加开水再泡,连饮3～4个月。

功效：理气行水，降脂减肥。适用于糖尿病性脂肪肝患者。

糖尿病性便秘症患者的食疗方案

糖尿病性便秘患者饮食应遵循的原则

糖尿病患者通常会伴有便秘症状,一般为间歇性便秘,或便秘与腹泻交替发生。治疗便秘对控制糖尿病的病情有着重要的意义。

中医学认为,糖尿病性便秘属于"秘结""便闭""大便不能"的范围,可分为热秘、寒秘、气秘、虚秘,多由热燥伤津、阴虚燥结或久病气血虚弱等所致。老年性糖尿病患者的便秘症状多是由肾虚所致,在饮食上应把握以下几个原则:

(1)宜多饮水,可在每天清晨饮 1 杯白开水或淡盐水,以达到软化大便的目的。

(2)宜多吃洋葱、生萝卜、生黄瓜等产气食物,有助于排便。

(3)宜适当增加脂肪的摄入量,以润肠通便。

(4)无力型糖尿病性便秘患者宜食用富含粗纤维和 B 族维生素的食物,以促进胃肠蠕动,易于排便。

(5)不宜饮浓茶及食用刺激性食物。

调养食谱

◈ **空心菜马蹄汤**

用料:空心菜 200 克,马蹄 10 个。

制法:马蹄去皮,洗净;空心菜洗净。把两种原料放入锅中,同煮成汤。每日分 2～3 次服食。

功效:清热润燥,润肠通便。适用于糖尿病性便秘属大肠热结者。

◈ **火麻仁粥**

用料:火麻仁 10 克,大米 50 克。

制法：火麻仁捣烂水研，滤汁，与大米同煮成粥，晚餐食用。

功效：滋阴生津，润肠通便。适用于津亏型糖尿病性便秘患者。

◈ 芝麻杏仁粥

用料：黑芝麻、杏仁各 30 克，大米 60 克，当归 9 克。

制法：把黑芝麻、杏仁、大米浸水后磨成糊状，煮熟后用当归煎汁调服。每日 1 次，连服数日。

功效：滋阴生津，润肠通便。适用于糖尿病性便秘属肠燥津亏者。

◈ 松仁粥

用料：松仁 15 克，大米 30 克。

制法：把大米放入锅中，加入适量清水煮粥。把松仁和水研末作膏，加入粥内，煮开 2～3 次即可，晚餐食用。

功效：生津润燥，通便润肠。适用于糖尿病性便秘属肠燥津亏者。

◈ 香油拌菠菜

用料：鲜菠菜 250 克，香油 15 毫升。

制法：菠菜洗净，在沸水中焯 3 分钟后捞出，用香油调拌，佐餐食用。

功效：清热润燥，下气通便。适用于燥热型糖尿病性便秘患者。

◉ **炒红薯叶**

用料：红薯叶 300 克，植物油、精盐各适量。

制法：锅内注油烧热，下入红薯叶炒熟，加入精盐调味即可。佐餐食用，每天 2 次，连食数天。

功效：润肠通便，适用于糖尿病性便秘，尤适用于糖尿病进食多者。

◉ **青菜汁**

用料：青菜汁半小碗。

制法：将青菜汁煎煮后，代茶饮。

功效：润肠通便。适用于各型糖尿病性便秘患者。

◉ **萝卜朴硝汁**

用料：鲜萝卜 250 克，净朴硝 15 克。

制法：鲜萝卜洗净后切片，与朴硝同入锅中，加水 1500 毫升，煮至萝卜熟烂。取汁 500 毫升，分 3 次温服，1 日服完。

功效：清热泻下，润肠通便。适用于糖尿病性便秘属肠胃燥结者。

◉ **大头菜子饮**

用料：大头菜子 250 克。

制法：大头菜子晒干后研成细末，置于容器中密封。每次饮用时取 15 克，用开水冲泡即可，每日饮用 2 次。

功效：促进消化，预防便秘。适用于各型糖尿病便秘患者。

◈ **黄豆皮饮**

用料：黄豆皮 120 克。

制法：把黄豆皮放入锅中，加入适量清水，煎取其汁，可代茶饮。

功效：降低血糖，分解脂肪。适用于糖尿病性便秘患者饮用。

糖尿病性腹泻患者的食疗方案

糖尿病性腹泻患者饮食应遵循的原则

糖尿病性肠病，多是由于内脏的自主神经系统功能失调所致，是糖尿病患者消化系统并发症之一，主要表现为腹泻或便秘，或是两者交替发生。

中医学认为，糖尿病性腹泻属"泄泻"，多由脾气虚损所致，饮食应遵循以下几条原则：

（1）宜根据患者的腹泻情况适当增加热量。

（2）宜少食多餐，可每天进餐 5 次或 6 次。

（3）宜食用少油、高蛋白、高维生素的半流质或软质食物。

（4）排便正常后，在短期内不宜食用生拌菜或富含粗纤维的蔬菜。

（5）不宜饮酒、汽水或食用辛辣、坚果类食物。

调养食谱

◈ **鸡蛋饼**

用料：鸡蛋 3 个，生姜 15 克，葱末、植物油、精盐、醋各适量。

制法：① 把鸡蛋打入碗中，搅散。

② 生姜切末，放入鸡蛋液中搅匀，加入葱末、精盐调味。

③ 平底锅内注油烧热，下入鸡蛋液煎成饼，熟后用醋调味即可。

功效：润燥除烦，解毒止泻。适用于糖尿病性腹泻属脾虚者。

◈ **山药粥**

用料：鲜山药 120 克（干品 60 克），大米 50 克。

制法：把山药和大米放入锅中，加入适量清水，同煮成粥，早晚餐食用。

功效：健脾益胃，补肺止渴。适用于糖尿病性腹泻属脾胃虚弱者。

◈ **莲仁粥**

用料：白莲肉、薏苡仁各 30 克，大米 60 克，精盐适量。

制法：白莲肉浸泡去皮，与薏苡仁、大米同放入锅中，加入适量清水煮成粥，用精盐调味即可。早晚餐食用。

功效：健脾止泻。适用于糖尿病性腹泻属脾虚湿盛者。

◆ **山楂神曲粥**

用料：山楂 30 克，神曲 15 克，大米 100 克。

制法：将山楂、神曲洗净，捣碎，放入砂锅中，加入适量清水，煎取浓汁，去渣。把大米洗净，入砂锅中加清水煮开，倒入药汁煮成稀粥。早晚餐食用。

功效：健脾胃，消食积。适用于糖尿病性腹泻属食积者。

◆ **乌梅粥**

用料：乌梅 20 克，大米 70 克。

制法：把乌梅放入锅中，加入适量清水，煎取浓汁，去渣，大米放入锅中，粥熟即可。早晚餐食用。

功效：涩肠止泻。适用于糖尿病性腹泻久泻不愈属脾虚者，急性痢疾和感冒咳嗽患者禁用。

◆ **素炒豆腐**

用料：豆腐 150 克，植物油、醋、精盐各适量。

制法：豆腐切成块，入开水锅中焯后捞出，控干水分。锅内注油烧热，

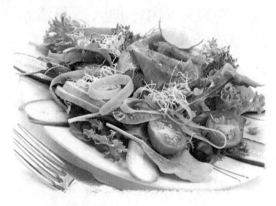

下入豆腐翻炒，加入精盐、醋，炒熟入味即可。

功效：止泻清热。适用于糖尿病性腹泻带有燥热者。

◆ **清炖鲫鱼**

用料：鲫鱼 1 条，橘皮 10 克，胡椒、吴茱萸各 2 克，生姜 50 克，料酒 50 毫升，葱段、精盐、鸡精各适量。

制法：① 鲫鱼去鳞去脏，清洗干净。生姜切片，取少许放在鱼肉上。

② 把余下的生姜、橘皮、胡椒、吴茱萸装进纱布内，并把药包塞进鱼腹中，加入料酒、精盐、葱段和适量清水，隔水清炖 30 分钟。

③ 取出药包，加入少量鸡精调味即可。

功效：除湿利水，温胃散寒。适用于糖尿病性腹泻属脾胃虚寒者。

◆ 肉豆蔻炖猪腰

用料：猪腰（羊腰也可）1 对，破故纸、肉豆蔻、花椒各 10 克，精盐适量。

制法：把猪腰去筋膜洗净，切成块，与破故纸、肉豆蔻、花椒一同放入锅中，加入适量清水，煎煮 30 分钟，加入精盐调味，再煮 10 分钟即可。食猪腰，不必喝汤。

功效：健脾益肾，涩肠止泻。适用于糖尿病性腹泻属脾肾阳虚者。

◆ 姜茶

用料：生姜、茶叶各 9 克。

制法：把生姜、茶叶一同放入杯中，加入开水冲泡。代茶饮。

功效：健脾化湿。适用于糖尿病性腹泻属寒湿者。

◆ 石榴茶

用料：石榴叶 60 克，生姜片 15 克，精盐 4 克。

制法：把石榴叶、生姜片下入锅中，加入精盐炒至发黑后取出。用水煎煮，取其汁。代茶饮，每天1剂。

功效：健脾益胃，涩肠止泻。适用于糖尿病性久泻属脾虚胃弱者。

糖尿病并发失眠症患者的食疗方案

糖尿病并发失眠症患者饮食应遵循的原则

糖尿病伴有失眠非常普遍，因为当患有糖尿病时，由于治疗效果欠佳等因素，会使患者产生紧张、恐惧、焦虑、悲伤等负面情绪，易导致长期失眠。若经常失眠，会使体内拮抗性胰岛素分泌增多，引起血糖升高，尿糖增加，影响病情的稳定。

中医学认为，该病为"不寐"或"不得眠"，多由心脾血亏、阴虚火旺、脾胃不和及心气虚弱所致，饮食应遵循以下几条原则：

（1）可根据具体病症辨证用药，虚者补，实者泻，这对于治疗失眠和强身健体都非常有益。

（2）不宜食用辛辣、过热、过寒等刺激性食物。

（3）不宜饮用浓茶、咖啡，以免加重失眠。

调养食谱

◆ **莲子汤**

用料：莲子（带心）30克，精盐适量。

制法：莲子放入锅中，加水煮熟，加入少量精盐调味即可。可于睡前 2 小时食用。

功效：养心益肾，补脾涩肠。适用于糖尿病并发失眠症属脾胃虚弱、心神失养者。

◈ 百合鲤鱼汤

用料：鲤鱼 500 克，百合 30 克。

制法：鲤鱼去鳞、鳃、内脏，清洗干净，与百合一同放入锅中，煮熟后加入少量精盐调味即可。每天食 1 次，连服 10 天。

功效：补益心肾，静心安神。适用于糖尿病并发失眠属虚火旺盛者。

◈ 知母莲子大枣粥

用料：知母 10 克，莲子肉 30 克，大枣 5 枚，大米 50 克。

制法：把知母放入纱布袋中，与莲子肉、大枣、大米一同入锅，煮粥。晚餐食用，每天 1 次，连食 10 天。

功效：滋阴安神。适用于糖尿病并发失眠症属虚火旺盛者。

◈ 酸枣仁粥

用料：酸枣仁末 15 克，大米 70 克。

制法：把大米下入锅中，加入适量清水，待煮熟时下入酸枣仁末，煮熟即可。早晚餐食用。

功效：养心安神。适用于糖尿病并发失眠症属心阴不足者。

◈ **栗子桂圆粥**

用料:栗子10个(去壳取果肉),桂圆肉15克,大米50克。

制法:把栗子肉切成碎末,与大米一同煮粥,将熟时下入桂圆肉,调匀即可。晚餐食用。

功效:滋补气血,安神宁心。适用于心脾两虚型糖尿病并发失眠症患者。

◈ **山药桂圆粥**

用料:鲜山药100克,桂圆15克,荔枝肉3~5枚,五味子3克。

制法:把山药去皮洗净,切成薄片,与桂圆、荔枝肉、五味子同煮成粥。可在早起或睡前食用。

功效:补心养脾,降血糖。适用于糖尿病并发失眠症属心脾两虚者。

◈ **夜交藤粥**

用料:夜交藤60克,大米50克。

制法:夜交藤用温水浸泡片刻,加入清水500毫升,煎后取汁300毫升左右,去渣,加入大米,再加入开水200毫升,煮至粥熟后焖5分钟即可。可在睡前1小时服用,10天为1个疗程。

功效:滋阴养肾,清火安神。适用于糖尿病并发失眠症属心肾不交者。

◈ **莲子红枣合欢粥**

用料:莲子40克,红枣(去核)30克,鲜合欢20克,浮小麦30克。

制法：把合欢、红枣放入锅中，加入适量清水煎20分钟，去渣取汁约400毫升，加入莲子、浮小麦同煮。晚餐食用。

功效：健脾养心。适用于糖尿病并发失眠症属心脾两虚者。

◈ 猪腰磁石粥

用料：猪腰1个，磁石60克，大米50克。

制法：把磁石放入锅中，加入适量清水，煮20分钟，去渣取汁。猪腰去筋膜，洗净切片，与大米一同入锅，加入磁石汁，煮粥即可。每天早上服用1次，可连服10天。

功效：平肝潜阳，滋补肝肾。适用于糖尿病并发失眠症属肝肾不足者。

◈ 猪心炖当归

用料：猪心1个（带血），当归60克。

制法：剖开猪心，把当归塞入猪心内，放入锅中，加入适量清水，煮熟后去渣，食猪心喝汤。

功效：养血补血，安神静心。适用于糖尿病并发失眠症属心血亏虚者。

糖尿病并发眼病患者的食疗方案

糖尿病并发眼病患者饮食应遵循的原则

糖尿病对眼睛的伤害，最常见的是白内障，占糖尿病视力疾患患者的 50% 左右。此外，糖尿病还可引起眼睛玻璃体出血、青光眼、屈光改变及眼肌神经损伤。糖尿病性视网膜病变也是严重的并发症之一，晚期可致盲。另外，糖尿病患者的血糖长期处于高水平状态，易使眼晶状体蛋白质发生糖基化而形成白内障。糖尿病性青光眼的发病率也较高，糖尿病性视神经萎缩也是引起失明的主要原因，这些情况都说明糖尿病与眼睛的关系十分密切。因此，在糖尿病患者早期出现轻微的视力模糊、视力下降时，就应及时防治。一定要做到早预防、早发现、早治疗。

中医学认为，该病属"视瞻昏渺""云雾遮睛""暴盲""圆翳内障""风变内障"等范围，多由肝肾阴虚、瘀血内阻所致，饮食应遵循以下几条原则：

（1）可根据主症的不同，进行辨证施治。

（2）宜多食用富含维生素 C 的新鲜蔬菜和动物肝脏。

（3）糖尿病并发青光眼的患者，每次的饮水量不宜过多，可以多次少饮。

（4）不宜食用辛辣、油腻的食物，不宜饮咖啡。

调养食谱

◆ **养肝明目汤**

用料：猪肝（羊肝、鸡肝也可）100 克，枸杞子 30 克，蒺藜子、女贞子各 12 克，车前子、菟丝子各 15 克，白菊花 10 克，精盐少许。

制法：把上述各种药材（猪肝、精盐除外），分别进行清洁、干燥，研为末，混合均匀，装入容器。每次取药末 15 克，配以

糖尿病的治疗与调养

100克猪肝,猪肝洗净切片后入锅,加入适量的水同煮或蒸。服用时可以加入少量精盐调味。

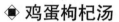

功效:养肝明目。适用于糖尿病并发视网膜病变属肝肾不足者。

◈ 鸡蛋枸杞汤

用料:鸡蛋2个,枸杞子30克。

制法:鸡蛋洗净,下入锅中,加入枸杞子、清水,待鸡蛋熟后去壳再煮。饮汤食蛋,连食3~5天。

功效:明目,滋阴,养肝。适用于阴血不足型糖尿病眼病,尤适用于视力明显减退者。

◈ 猪肝葱白鸡蛋汤

用料:猪肝250克,鸡蛋2个,葱白6根,料酒、精盐、鸡精各适量。

制法:猪肝去筋膜,洗净切片;葱白洗净切段。鸡蛋打入碗中搅匀。锅内注油烧热,下入葱段爆香,加入猪肝翻炒,添入清水和料酒,待煮开后加入鸡蛋液,煮沸后加入精盐即可。

功效:补血,养肝,明目。适用于糖尿病并发视网膜病变属肝血亏虚者。

◈ 菊花山楂茶

用料:菊花3克,山楂15克,决明子(捣碎)10克。

制法:把3种原料放入水瓶中,灌入开水,盖好瓶盖,泡

30 分钟即可。代茶,每天饮 1 次。

功效:滋养肝肾。适用于糖尿病并发视网膜病变属肝肾阴虚者。

◈ **枸杞白菊茶**

用料:枸杞子、白菊花各 10 克,绿茶 3 克。

制法:把 3 种原料用开水泡 10 分钟即可饮用。每天 1 剂,可代茶频饮。

功效:明目,滋阴,平肝。适用于糖尿病并发视网膜病变属阴虚阳亢者。

◈ **牛奶鸡蛋饮**

用料:鸡蛋 1 个,牛奶 200 克。

制法:把鸡蛋打入碗中搅匀,加入牛奶中,煮沸后饮用。每天 1 次,连饮数天。

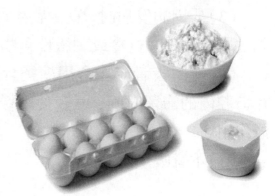

功效:滋补明目。适用于糖尿病并发白内障属阴血不足者。

糖尿病并发口腔疾病患者的食疗方案

糖尿病并发口腔疾病患者饮食应遵循的原则

若糖尿病控制不佳,就容易引起口腔疾病,尤其以牙周

糖尿病的治疗与调养

病、口腔溃疡、龋病（龋齿）较为常见。可以说口腔疾病常常是糖尿病的前兆。口腔的各种感染都会使糖尿病患者的病情加重，而糖尿病的恶化又会使口腔感染进一步恶化，甚至发生糖尿病酮症酸中毒，以致昏迷，甚至危及生命。所以一定要重视防治糖尿病患者的口腔疾病。

中医学认为，牙周病属于"牙痛""牙宣""齿动摇""齿豁"范畴；口腔溃疡属于"口疮""口破""口疡"范畴；龋齿属于"蛀牙""虫牙""虫齿"范畴。此病多由大肠湿热、气血亏虚、肾虚所致，饮食应遵循以下几条原则：

（1）应经常用淡盐水漱口。

（2）患有口腔溃疡期间，宜多饮开水，食用软食、半流质食物，多食新鲜、清淡的蔬菜。

（3）牙周病发病时，宜少食生硬、粗糙的食物，不宜食用肥甘厚味、过热、过冷或刺激性食物。

（4）有龋齿者应在食用糖类食物后及时漱口，缩短糖类在口腔内的滞留时间，可多食用纤维性食物，增强牙齿的自洁作用。

（5）不宜吸烟饮酒。

调养食谱

◈ **丝瓜汤**

用料：丝瓜1条，植物油、精盐、鸡精各适量。

制法：丝瓜洗净，切小块，放入锅中，加入适量清水，用精盐、油、鸡精调味，煮熟即可。食丝瓜饮汤。

功效：清热解毒，解暑除烦。适用于糖尿病并发牙周病属肺胃燥热者。

◈ 黄瓜豆腐汤

用料：黄瓜250克，豆腐500克，精盐、鸡精各适量。

制法：黄瓜洗净切片；豆腐用开水稍焯后捞出切片。把黄瓜片、豆腐片一同放入锅中，加入适量清水煮熟，加入调料即可。

功效：清热，止痛，固齿。适用于糖尿病并发牙周病属肺胃热盛者。

◈ 莲子萝卜汤

用料：莲子100克，萝卜250克。

制法：萝卜洗净切块，与莲子一同入锅，加入清水煮至软烂时即可。每天早晚各食用1次，连服12天。

功效：清利大肠湿热，化痰。适用于糖尿病并发口腔炎属大肠湿热者。

◈ 蒲公英粥

用料：干蒲公英30克或鲜品60克，大米100克，精盐适量。

制法：蒲公英洗净，加水煮沸，去渣取汁，与大米同煮成粥，加入精盐即可。早晚食用。

功效：清热，解毒，利湿。适用于糖尿病并发龋齿属肺胃热盛者。

◈ 花椒大米粥

用料：花椒 5 克，大米 50 克。

制法：花椒用水煎好，去渣取汁，把汁加入大米中煮成粥，空腹趁热食用。

功效：散寒除湿，温胃止痛。适用于糖尿病并发龋齿属脾虚者。

◈ 补骨脂红枣粥

用料：补骨脂 20 克，红枣 6 枚，大米 100 克。

制法：把补骨脂放入水中煎沸 15 分钟，去渣留汁。把汁加入大米、红枣中同煮成粥即可。趁热食用。

功效：健脾益肾，补骨壮体。适用于糖尿病并发牙周病属脾肾两虚者。

◈ 山药益智仁粥

用料：山药 30 克，益智仁 20 克，大米 50 克。

制法：益智仁放入锅中，加入适量清水，煮 20 分钟后去渣，加入山药、大米同煮成粥。可当早餐食用，连食 12 天。

功效：健脾补肾。适用于糖尿病并发龋齿属脾肾两虚者。

◈ 西瓜汁

用料：西瓜 1 个。

制法：西瓜去籽，选用靠近西瓜皮的部位榨汁，代茶频饮。

功效：清热解毒，除烦利尿。适用于糖尿病并发口腔溃疡属心火亢盛者。

◈ **红茶饮**

用料：红茶 50 克。

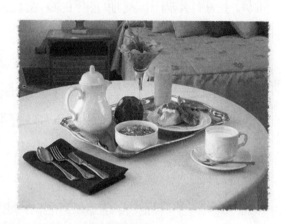

制法：红茶用水煎后，取其茶水漱口、饮用。每天可数次，不宜中断，直至痊愈。每次需用新茶，不可重复使用。

功效：止痛，清热，泻火。适用于糖尿病并发牙周病属胃火热盛者。

◈ **绿豆菊花饮**

用料：绿豆 50 克，菊花 15 克。

制法：绿豆洗净，加入适量清水煮沸后再煮 10 分钟，取其汁浇入菊花中，待凉后用其汁漱口，或代茶频饮。

功效：去火清肝。适用于糖尿病并发牙周病属肝火上炎者。

糖尿病性脑血管病患者的食疗方案

糖尿病性脑血管疾病患者饮食应遵循的原则

糖尿病性脑血管病是指糖尿病并发的脑血管病变，它对糖尿病患者构成了严重的生命威胁，是糖尿病患者致死、致残的主要原因。现代医学研究表明，脑动脉硬化与糖尿病性脑血管疾病有密切关系，糖尿病并发脑血管病的发病率高于非糖尿病性脑血管病的发病率，约占糖尿病患者的 1/5 以上。临床上糖尿病并发脑血栓形成比脑出血更为常见，并会伴有反复的轻度中风，或者完全无脑卒中发作而表现出假性球麻痹。

糖尿病性脑血管病属于"中风"范围，中医学把中风分为"中经络"（病性较轻）和"中脏腑"（病情较重或危重）两类，并与眩晕、痰瘀有一定的关系，日常饮食应遵循以下几条原则：

（1）脑卒中患者应科学合理地安排进餐次数，以一日三餐为宜。若患者的牙齿咀嚼功能不佳，消化能力较差，也可采取多餐少食的进餐方式。

（2）宜多吃蔬菜，有助于增强记忆力，补充体内的微量元素。

（3）应尽量把食物做得软烂，便于进食。

（4）宜多吃高蛋白质食物，以防止因长期低蛋白血症造成记忆力减退。

调养食谱

◈ 海蜇马蹄汤

用料：海蜇头 60 克，生马蹄（即荸荠）60 克。

制法：蜇头漂洗去咸味，加入适量清水，与马蹄同煮即成。

功效：清热解毒，补心益脑。适用于糖尿病性脑血管疾病患者。

◈ 黑豆蚯蚓独活汤

用料：黑豆衣、蚯蚓、独活各 10 克。

制法：把黑豆衣、蚯蚓、独活放入锅中，加入适量清水，煎汁 400 毫升，分两次口服即可。

功效：除痹止痛，活血通络。适用于糖尿病性脑血栓属血瘀痹阻者。

◈ 乌豆独活汤

用料：乌豆 100 克，独活 15～20 克，米酒少许。

制法：把独活、乌豆放入锅中，加入清水 3～4 碗，煎成 1 碗汤，去渣取汁。每天 1 次或 2 次，加米酒温服。

功效：祛风，通经，活血。适用于糖尿病性脑血栓形成络脉空虚、风邪入中者。

◈ 芪蛇汤

用料：新鲜蛇肉 200 克，黄芪 50 克，生姜 3 片。

制法：把蛇肉洗净，与黄芪、生姜片一同放入锅中，加入适量的水煲汤，煮熟后用油、精盐调味即可。

功效：活血化瘀，益气通络。适用于糖尿病性脑血栓属气虚血瘀者。

◈ 葛粉羹

用料：葛粉 250 克，荆芥穗 50 克，淡豆豉 150 克。

制法：把葛粉研磨成细粉状，再做成面条。把荆芥穗和淡豆豉放入锅中，加水煮六七分沸，去渣取汁。把葛粉面条放入淡豆豉汁中煮熟即可。

功效：养血，祛风，通络。适用于糖尿病性脑血栓属络脉空虚、风邪入中者。

◈ 黄芪猪肉羹

用料：猪瘦肉 100 克，黄芪 30 克，大枣 10 枚，当归 10 克，枸杞子 10 克，精盐适量。

制法：猪瘦肉洗净切片，与黄芪、当归、枸杞子、大枣一同放入锅中，加入适量的清水炖汤，炖好后捡出黄芪、当归，用精盐调味即可。吃肉、枸杞子与大枣，喝汤。每日 1 剂，可连用 1～2 个月。

功效：益气，活血，通络。适用于糖尿病性脑血栓形成后遗症属气血瘀滞者。

◈ 珍珠母粥

用料：珍珠母 50 克，生牡蛎 50 克，大米 100 克。

制法：把珍珠母与生牡蛎放入锅中，加水 500 毫升煮沸，去渣取汁，加入大米同煮成粥。每天两次，早晚食用。

功效：平肝潜阳。适用于糖尿病性脑血栓属肝阳上亢者。

◈ 枸杞羊肾粥

用料：羊肾 1 个，枸杞子 30 克，羊肉、大米各 50 克，葱段、五香粉各适量。

制法：将羊肾、羊肉洗净，切成片，与枸杞子一同放入锅中，加入适量清水、葱段、五香粉，煮 20 分钟后下米熬成粥即可。

功效：补肾养肝，活血通脉。适用于糖尿病性脑血栓属肝肾两虚者。

◈ 竹沥粥

用料：鲜竹沥（竹沥油、竹沥膏均可）50克，大米50克。

制法：把大米放入锅中，加入适量清水煮成粥，把竹沥放入锅中，调匀即可。早晚食用。

功效：清热化痰。适用于糖尿病性脑血管疾病属痰热内结者。

糖尿病性高血压患者的食疗方案

糖尿病性高血压患者饮食应遵循的原则

糖尿病性高血压通常被称做"继发性高血压"或"症状性高血压"，发病率非常高，且发病早，并会随着年龄的增长而逐渐加重。糖尿病患者如长期患有高血压，又得不到较好的控制，就会引起视网膜病变、脑血管病变、冠状动脉粥样硬化及心力衰竭等症状。因此，糖尿病患者应注意控制高血压。

根据该病的主要症状、病程的转归及并发症，认定本病属于中医"头痛""眩晕""肝风"等范围。此病用中医食疗的目的在于平衡阴阳，调和气血，以改善病情。日常饮食应遵循以下几条原则：

（1）宜控制钠盐的摄入。

（2）宜控制热量摄入，以避免体重超标，最好将食物脂肪的热量比控制在25%左右。

（3）宜食用植物油，以及低饱和脂肪酸、低胆固醇的食物。

（4）宜食用富含维生素C的新鲜蔬菜，保证摄入一定量的高钾低钠和多纤维素的食物。

（5）忌食刺激性食物，忌饮用浓茶、浓咖啡、烈性酒等，更应戒烟。

调养食谱

◈ 双耳汤

用料：银耳、黑木耳各15克。

制法：银耳、黑木耳用温水泡发后洗净，置于碗中，加入适量的水和冰糖，放入锅中蒸1小时。每日2次或3次，吃木耳喝汤，连服2~3个月。

功效：止血活血，补肾强精。适用于糖尿病性高血压属肝肾阴虚者，对动脉硬化、眼底出血等症也有不俗疗效。

◈ 芹菜苦瓜汤

用料：芹菜500克，苦瓜60克。

制法：芹菜、苦瓜洗净，放入锅中，加入适量清水煎汤。分数次饮用，可连服数天。

功效：平肝清热。适用于糖尿病性高血压属阴虚阳亢者。

◈ 冬瓜皮青鱼汤

用料：冬瓜皮500克，青鱼250克，食用油、精盐、鸡精各适量。

制法：青鱼去鳞、鳃，清理干净，切成段。锅内注油烧热，下入青鱼段炸至呈金黄色,加入冬瓜皮,入精盐、鸡精调味,炖汤。每日2次,吃鱼喝汤。

功效:清热解毒,利水消肿。适用于糖尿病性高血压属肝水炽盛者。

◈ 车前子玉米粥

用料:车前子15克,玉米面50克,大米50克。

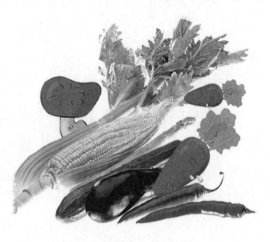

制法:把车前子用布包好,加入适量清水,煎汁去渣,加入大米同煮成粥。把玉米面用适量的冷水调和,加入粥内煮熟即可。每日1剂,宜常吃。

功效:利水清热,降血脂。适用于糖尿病性高血压属痰湿壅盛者。

◈ 醋花生

用料:花生米(带红衣)适量,醋适量。

制法:把花生米装入容器,加入适量的醋,腌制15天后即可。可在每晚入睡前食5~10粒。

功效:润肺和胃,补脾降压。适用于糖尿病性高血压患者。

◈ 清蒸带鱼

用料:鲜带鱼3条(约700克),笋片、火腿片、冬菇、葱段、姜片、精盐、酱油、料酒、高汤、淀粉各适量。

制法：带鱼刮净，剖开鱼腹清理干净，用清水洗净后控干，剁成段。将笋片、姜片、葱段放在鱼段上，撒入精盐、酱油、料酒，上笼用旺火蒸10分钟左右取出，再加入少量高汤，烧滚后用淀粉勾成薄芡，均匀地浇在鱼身上即成。

功效：强心补肾。适用于糖尿病性高血压患者。

◈ 鲜芹菜汁

用料：鲜芹菜250克。

制法：芹菜洗净，放入开水锅中，烫2分钟后取出，切碎绞汁。每日2次，每次服1小杯。

功效：清热利湿，降血压。适用于糖尿病性高血压并伴有高脂血症者。

◈ 降压茶

用料：罗布麻叶6克，山楂15克，五味子5克。

制法：把3种原料放入开水中冲泡，可代茶饮之。

功效：降压利尿，静心安神。适用于糖尿病性高血压、高脂血症患者。

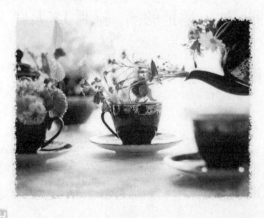

◈ 菊花山楂茶

用料：菊花15克，生山楂20克。

制法：把菊花和生山楂用水煎或用开水冲泡10分钟即可。每天1剂，可代茶饮用。

功效：清热，降压，降脂。适用于糖尿病性高血压、高脂血症患者。

◈ 玉米须茶

用料：玉米须 50 克。

制法：把玉米须放入锅中，加入适量清水，煎取其汁。可代茶频饮，一天数次，宜长期饮用。

功效：利尿降压，生津止渴。适用于糖尿病性高血压患者。

糖尿病性冠心病患者的食疗方案

糖尿病性冠心病患者饮食应遵循的原则

糖尿病性冠心病是糖尿病并发的主要心血管疾病，也是老年糖尿病患者中最常见的并发症。糖尿病并发冠心病的发病率和死亡率都较高，对糖尿病患者的健康和生命构成了严重的威胁。因此，糖尿病患者一定要注意防治冠心病。

中医学认为，该病属"心痛""胸痹"等范围，多由心气不足、心阳不振引发气滞、血瘀、痰浊，从而阻碍心脉、影响气血运行所致，日常饮食应遵循以下几条原则：

（1）饮食中的多不饱和脂肪酸、饱和脂肪酸、单不饱和脂肪酸三者比例应以 1∶1∶1 为宜。患者每天摄入的胆固醇量应控制在 300 毫克以下，这有助于降低血清胆固醇的含量。

（2）饮食中的总热量宜低于正常的生理需要。每天食物热量的分配可为早晨 30%，中午 50%，晚上 20%，可防止热量摄取过多所引起的肥胖。

（3）宜多食用富含维生素 C、维生素 E 和镁的食物及含糖量低的水果，多吃可降血脂、降胆固醇的食物，以改善心肌代谢，预防血栓形成。

（4）摄入的糖类食物不宜超过总热量的 10%，食用时宜选用纤维素较多的糖类食物。

（5）少食多餐，避免暴饮暴食，严格控制每天的盐分摄入量（2～5 克为宜），以防心肌梗死。

（6）少食或不食可刺激神经系统的食物或饮品，如浓茶、咖啡、辣椒、芥末等，宜忌烟忌酒。

调养食谱

◉ **蘑菇汤**

用料：鲜香菇 60 克（干香菇 30 克），大枣 3 枚。

制法：把香菇、大枣放入锅中，同煮成汤。每天食用 1 次，可经常食用。

功效：健脾和胃，滋阴补阳。适用于糖尿病性冠心病属阴阳两虚者。

◉ **海带汤**

用料：海带 9 克，草决明 15 克，生藕 20 克，精盐、鸡精适量。

制法：草决明煎汁，去渣，加入海带、生藕煮至熟。吃海带、藕，喝汤。每天 1 次，可连食 15 天。

功效：利尿消肿，散瘀益心。适用于糖尿病性冠心病属心血瘀阻者。

◈ 黑鱼香菇黄芪汤

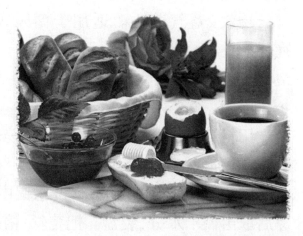

用料：黑鱼 500 克，香菇 300 克，黄芪 20 克，葱段、姜丝、植物油、精盐、鸡精、料酒、水淀粉各适量。

制法：黑鱼去鳞、头、内脏，清洗干净，切成薄片，撒上葱段、姜丝和少量的精盐，用水淀粉上浆备用。香菇洗净切片。黄芪水煎取汁 100 毫升。锅内注油烧热，下入香菇片翻炒，加入黄芪汁，稍煮后下入黑鱼片，加入葱段、姜丝，煮好后加入鸡精调味即可。

功效：滋阴壮阳，补气养血。适用于糖尿病性冠心病并发慢性心力衰竭、肢体水肿等症者。

◈ 玉米面粥

用料：玉米面、大米各适量。

制法：把玉米面用适量的冷水调和。大米煮成粥后加入玉米面，煮熟后即可。可在早晚温热食用。

功效：和五脏，通四脉。适用于糖尿病性冠心病并发高脂血症者。

◈ 人参天冬粥

用料：人参 6 克，天冬 30 克，大米 100 克。

糖尿病的治疗与调养

制法:人参、天冬切成薄片,水煎 20 分钟,加入大米同煮成粥。可在早晚食用,连食 7~10 天。

功效:益气养心。适用于糖尿病性冠心病并发高脂血症者。

◈ 炝芹菜

用料:芹菜 100 克,海米 30 克,姜丝、料酒、花椒油、精盐、鸡精各适量。

制法:芹菜洗净切段,入开水锅中焯后捞出,投入冷水过凉后取出控干水分,装盘。把姜丝、精盐、鸡精、海米和花椒油一同加入,拌匀即可。

功效:平肝清热。适用于糖尿病性冠心病并发高血压症者。

◈ 黄芪炖鸡

用料:乌鸡 1 只,生黄芪 40 克。

制法:把乌鸡清理干净,与黄芪一同放入锅中,加水淹没鸡身。炖熟后撇去浮沫,捡出黄芪,加入少许精盐调味即可。吃肉喝汤,分次食用,连食 3~10 天。

功效:养心益气。适用于糖尿病性冠心病,尤适于心肾两虚、自汗盗汗者。

◈ 羊肉炖首乌黑豆

用料:羊肉 100 克,黑豆 30 克,何首乌 15 克,植物油、精盐各适量。

制法:羊肉洗净切碎,放入锅内炝汁,用中火炒透;加入何首乌、黑豆,兑入清水约3碗,用大火烧开,再用中火煮汤;最后用油、少量精盐调味即可。

功效:补肾壮阳,活血通络。适用于糖尿病性冠心病属肝肾亏虚者。

◈ 参叶茶

用料:人参叶4克。

制法:把人参叶研碎,倒入沸水中浸泡。可代茶频饮,连饮10~15天。

功效:生津止渴,去暑气,降虚火。适用于糖尿病性冠心病缓解期,并有一定的预防作用。

◈ 玄胡山楂酒

用料:玄胡50克,山楂50克,丹参50克,瓜蒌仁30克,薤白10克,白酒1000毫升。

制法:把5种原料放入容器中,加入白酒,浸泡3天后即可。每次饮药酒5~10毫升,每天3次,连饮1周。

功效:辛温通阳,活血化瘀。适用于糖尿病性冠心病属心阳不足、心血瘀阻者。

糖尿病性高脂血症患者的食疗方案

糖尿病性高脂血症患者饮食应遵循的原则

糖尿病性高脂血症患者的显著特征就是血液中三酰甘油、胆固醇酯、磷脂、胆固醇及非脂化脂肪酸的浓度超过正常范围。糖尿病患者以高三酰甘油血症最为常见，发病率高达70%。

糖尿病患者中冠心病的发病率增高，除与高血糖及其并发的高血压、肥胖等因素有关外，与血脂浓度的升高也有一定的关系。可以说，糖尿病所引起的脂质代谢异常是导致动

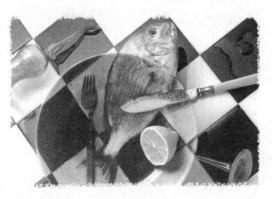

脉硬化、冠心病和脑血管疾病的重要因素，所以，糖尿病患者务必要做好对高脂血症的预防和治疗。

中医认为，高脂血症属于"浊阻""痰湿""肥胖""湿热"等范围，主要是在脏腑之气虚衰的基础上，由饮食不节、嗜食肥甘等原因引起的正虚邪实证。该类患者日常饮食应遵循以下原则：

（1）饮食应以清淡为主，可适量摄入植物油，尽可能地减少对动物脂肪的摄取。

（2）体重超标者可通过限制主食量来减肥。

（3）宜多食用富含纤维素的食物，如粗粮、蔬菜，以及具有降血脂、降胆固醇功效的食物，如山楂、洋葱、灵芝等。

调养食谱

◈ **紫菜荷叶汤**

用料：紫菜、荷叶、鸡汤各适量。

制法：把紫菜、荷叶放入鸡汤中，做成紫菜汤即可。可经常饮用。

功效：软坚散结，消水利肿。适用于糖尿病性高脂血症属湿浊者。

◈ 芹菜黑枣糊

用料：芹菜 500 克，黑枣 250 克。

制法：芹菜洗净切段，黑枣洗净去核。两种原料同煮成糊即可。

功效：清肝平热，降压降脂。适用于糖尿病性高脂血症属肝肾不足者。

◈ 冬瓜汤

用料：冬瓜 200 克，植物油、葱末、精盐、鸡精各适量。

制法：冬瓜去皮、瓤、籽，切块。锅内注油烧热，加入冬瓜块，加适量清水，将熟时加少量精盐、鸡精调味，煮烂即可。

功效：清热解毒，降脂减肥。适用于糖尿病性高脂血症者属湿浊者。

◈ 胡萝卜粥

用料：胡萝卜 150 克，大米 120 克。

制法：胡萝卜洗净切碎，与大米同煮成粥即可。

功效：补中健脾，降浊降脂。适用于糖尿病性高脂血症属脾胃失调者。

◈ 玉米木耳粥

用料：玉米 100 克，木耳 10 克，植物油、精盐、鸡精各适量。

制法:木耳用温水泡发,洗净,撕成小块。锅内放入玉米,加入适量清水,煮烂时下入木耳,煮好后用植物油、精盐、鸡精调味即可。

功效:利胆开胃,降血脂。适用于糖尿病性高脂血症者。

◈ 决明子红枣粥

用料:决明子 15 克,红枣 40 克,大枣 3 枚。

制法:把决明子炒至微香取出晾凉,再放入锅中,加入适

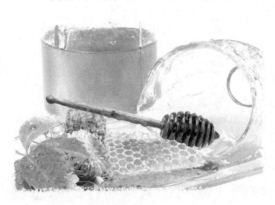

量清水,煎取其汁。把决明子汁与大米、红枣同煮成粥即可。宜分次食用。

功效:清热降压。适用于糖尿病性高血压、高脂血症患者。

◈ 黑木耳炖豆腐

用料:黑木耳 25 克,豆腐 200 克,植物油、精盐、鸡精、清汤、湿淀粉各适量。

制法:黑木耳用温水泡发,洗净,撕成小块。豆腐入开水锅中焯后捞出,切片。锅内注油烧热,下入豆腐片、黑木耳,翻炒后加入精盐、鸡精和清汤,炖至将熟时用湿淀粉勾芡即可。

功效:止血活血,益气和中。适用于糖尿病性高脂血症者。

◈ 素炒洋葱

用料:洋葱 100 克,植物油、精盐各适量。

制法：洋葱洗净，切片。锅内注油烧热，倒入洋葱翻炒后加入少量精盐调味即可。

功效：祛湿降浊，健脾降脂。适用于糖尿病性高脂血症属湿浊者。

◈ 山楂炒肉条

用料：猪肉300克，山楂100克，葱段、姜片、花椒、植物油、酱油、料酒各适量。

制法：猪肉洗净；山楂洗净去核。用酱油、料酒、葱段、姜片、花椒调成料汁。把猪肉、山楂放入锅中，加入适量清水，煮至猪肉七成熟时捞出。把猪肉切成条，放入料汁中腌1小时。锅内注油烧热，下入猪肉条，炸至微黄色捞出，沥油。把山楂下入锅中翻炒后加入肉条，炒熟即可。

功效：消食化积，补益肝肾。适用于糖尿病性高脂血症属湿浊瘀滞者。

◈ 黄瓜烧豆腐

用料：黄瓜300克，豆腐200克，干虾仁20克，葱段、姜片、蒜末、精盐、鸡精、酱油、醋、香油、淀粉各适量。

制法：黄瓜洗净切片，豆腐切小块；干虾仁用温水泡发，控干水分。锅内注油烧热，下入葱段、姜片、蒜末爆香，加入虾仁，翻炒后下入黄瓜片、豆腐块，将熟时加入适量清水，用醋、精盐、酱油、鸡精调味，待汤汁稠浓时用淀粉勾芡，淋入香油即可。

功效：降血脂，降血糖。适用于糖尿病性高脂血症属肾精亏损者。

糖尿病性肾病患者的食疗方案

糖尿病性肾病患者饮食应遵循的原则

糖尿病引起的肾脏病变是糖尿病的严重并发症之一，其中糖尿病性肾小球硬化症是糖尿病特有的肾病并发症。轻型糖尿病患者，尿蛋白可呈阴性或表现为间歇性的微量蛋白尿，随着病情发展，可逐渐转化为持续性重度蛋白尿。

中医学认为，糖尿病性肾病属"水肿""虚劳""腰痛""血尿"等范围，由脾阳不振、脾肾两虚所致，此类患者日常饮食应遵循以下几条原则：

（1）宜进食低盐食物，多吃新鲜蔬菜及具有降血压、血脂功效的食物。

（2）若同时患有高血压或高脂蛋白血症时，应限制食用饱和脂肪酸含量高的食物。

（3）若同时患有贫血，宜适当补充富含铁、维生素 B_{12} 的食物。

（4）不宜食用对肾脏有刺激性作用的食物，比如辣椒、胡椒等。

调养食谱

◈ **肉末麦麸饼**

用料：麦麸、粗麦粉适量，鸡蛋1个，猪瘦肉100克，青菜、植物油、精盐各适量。

制法：猪肉洗净剁成末；青菜洗净，剁碎；加入麦麸、粗麦粉和鸡蛋,用精盐、植物油调匀。锅内注油烧热,摊成蛋饼煎熟即可。

功效:养心益肾。适用于糖尿病性肾病患者。

◈ 鲤鱼红豆汤

用料:鲤鱼500克,红豆30克,陈皮10克,草果2个,姜片、精盐各适量。

制法:鲤鱼去鳞、鳃、内脏,清洗干净。把鲤鱼下入锅中,加入适量清水,待煮沸后加入陈皮、草果、姜片、精盐,煮熟即可。

功效:利水消肿。适用于糖尿病性肾病患者。

◈ 山药莲子粥

用料:山药50克,莲子15克,大米100克。

制法:把3种原料一同放入锅中,同煮成粥。

功效:补肺止渴,益精固肾。适用于脾虚型糖尿病性肾病患者。

◈ 猪肾粥

用料:猪肾1对,大米100克,葱白、豆豉、精盐各适量。

制法:猪肾洗净,去筋膜,切碎,放入锅中,加入葱白、豆豉和适量清水,待煮烂后加入大米煮成粥,入少量精盐调味即可。可在早晚食用。

功效:补益肝肾,强筋壮骨。适用于肾虚型糖尿病肾病患者。

◈ 海参粥

用料：海参 50 克，大米 100 克。

制法：把海参泡发，清洗干净，切成小块。大米洗净与海参同放入砂锅中，加入适量清水，用大火煮开后，转用中火，煮 20～30 分钟至米熟烂即可。

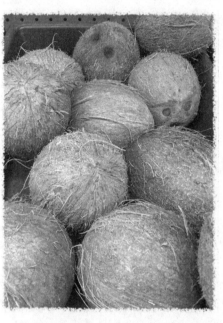

功效：补肾益精，养血润燥。适用于脾肾两虚型糖尿病性肾病患者。

◈ 番茄炒鸡蛋

用料：番茄 100 克，鸡蛋 50 克，植物油、精盐各适量。

制法：把鸡蛋打入碗中，搅散，加入适量的精盐，拌匀；番茄洗净，用开水烫一下，去外皮，切成小块。锅内注油烧热，下入鸡蛋液，待鸡蛋炒好后盛出。锅内注油烧热，下入西红柿翻炒，将熟时下入鸡蛋，翻炒均匀即可。

功效：益气生津，润燥除烦。适用于糖尿病性肾病患者。

◈ 素炒油菜

用料：油菜 100 克，蒜末、植物油、精盐各适量。

制法：油菜洗净切段。锅内注油烧热，下入蒜末爆香，加入油菜翻炒，将熟时用精盐调味，炒匀即可。

功效：活血化瘀，解毒消肿。适用于糖尿病性肾病患者。

◈ **粉丝拌菠菜**

用料:菠菜100克,粉丝10克,海米10克,蒜末、酱油、醋、精盐、鸡精各适量。

制法:菠菜洗净,入开水锅中焯后捞出,入凉水中过凉,控干水分后切段;粉丝用开水泡涨、发透,切成段;海米用开水泡发。用蒜末、酱油、醋、精盐、鸡精调成料汁。菠菜铺在盘底,粉丝、海米放在菠菜上,浇入料汁即可。

功效:清热除烦,滋阴平肝。适用于糖尿病性肾病患者。

◈ **醋炖海带**

用料:鲜海带120克(干品减半),米醋适量。

制法:鲜海带洗净,放入锅中,加入适量米醋煮熟即可。

功效:利尿消肿。适用于肾虚型糖尿病性肾病患者。

◈ **羊肉炖附子**

用料:羊肉100克,炮附子25克。

制法:把炮附子放入开水中煮3小时左右,下入羊肉煮至烂熟即可。吃肉喝汤。

功效:温肾助阳。适用于肾阳虚型糖尿病性肾病患者。

糖尿病性阳痿患者的食疗方案

糖尿病性阳痿患者饮食应遵循的原则

糖尿病患者经常会伴有神经系统病变,当男性糖尿病患者的自主神经病变累及泌尿生殖系统时,就会并发阳痿。

中医学认为，阳痿多由肾气虚弱、劳伤心神、惊恐伤肾、抑郁伤肝、湿热下注、阻碍气血不能流注于阴部筋脉所致。阳痿有虚实之分，用药不可一概而论，日常饮食应遵循以下几条原则：

（1）不宜过量食用温燥助阳之品，以防耗气伤津，加重病情。

（2）饮食调养应根据病情而定，若是肾阳虚证，适用温肾助阳的食物，如羊肉，忌阴寒之物；若是肾阴虚证，适用滋阴、清热、除烦的食物，如白菜，忌燥热食物；若是中气不足证，适用补气食物，如山药、大枣等。

（3）不宜食用破气消积的食物，如萝卜、青陈皮、莱菔子等。

调养食谱

◉ 羊肉虾米汤

用料：羊肉 250 克，虾米 25 克，生姜、葱段、精盐、胡椒粉各适量。

制法：羊肉清洗干净，入开水锅中煮沸，切成薄片。把羊肉与虾米同放在砂锅内，加入适量清水、生姜、葱段、精盐和胡椒粉。用大火把锅煮沸，转用中火炖半小时左右，羊肉熟即可。

功效：温补脾肾，补虚强身。适用于脾肾阳虚型糖尿病性阳痿患者。

◉ 泥鳅汤

用料：泥鳅 200 克，植物油、精盐适量。

制法：把泥鳅养在清水盆内，滴入几滴植物油，每天换清水，待2~3天后泥鳅把泥汁吐尽。用热水洗去泥鳅表面的黏液等污物，剖腹去肠脏，洗净。锅内注油烧热，下入泥鳅煎至呈金黄色，加水一碗半，煮至半碗，加入少许精盐即可。每天2次，2~3天食完。

功效：补益肝肾。适用于糖尿病性阳痿属肾虚者。

◈ **菟丝子粥**

用料：菟丝子60克，大米100克。

制法：把菟丝子研碎，放入锅中，加入适量的清水，煮至水剩2/3时，去渣留汁，加入大米和适量的水。用大火煮沸，转用中火煮成粥即可。每日早晚餐可以各吃1次，温热食用，10天为1个疗程。

功效：补肾益精，养肝明目。适用于肝肾不足型糖尿病性阳痿患者。

◈ **韭菜子粥**

用料：韭菜子10克，大米50克，精盐适量。

制法：把韭菜子用中火炒熟，研成粉。大米洗净加水煮至半熟，下入韭菜子粉，搅匀煮熟即可。每天2次，温热食用。

功效：温补脾肾，助阳固精。适用于脾肾虚寒型糖尿病性阳痿患者。

◈ **枸杞子猪肾粥**

用料：枸杞子10克，猪肾1个，大米100克，葱段、姜末、精盐各适量。

制法：把猪肾洗净，去筋膜，切成小块，放入锅中，加入枸杞子、大米、葱段、姜末和适量的水，煮成粥后用精盐调味即可。

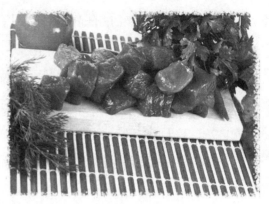

功效：益肾阴，补肾阳。适用于肾虚劳损、阴阳俱亏型糖尿病性阳痿患者。

◈ 肉苁蓉羊腰粥

用料：羊腰 1 个，肉苁蓉 10 克，大米 100 克。

制法：把羊腰去筋膜，洗净，切成小块，与肉苁蓉、大米同放入砂锅中，加入适量的水，同煮成粥即可。

功效：补肾助阳，益精通便。适用于肾阳虚衰型糖尿病性阳痿患者。

◈ 鹿角胶粥

用料：鹿角胶 6 克，大米 100 克。

制法：把大米放入锅中，加入适量的水，煮成粥。将鹿角胶打碎放入粥中溶化，加入适量的白糖调匀即可。

功效：补肾阳，益精血。适用于肾阳不足型糖尿病性阳痿患者。

◈ 川断杜仲煲猪尾

用料：猪尾 2 条，杜仲 30 克，川断 25 克，姜片、精盐、料酒各适量。

制法：把川断、杜仲洗净，装入布袋中，扎好袋口。猪尾去毛洗净，与药袋一同放入锅中，加入姜片、料酒和适量的水，用大火煮沸后，转用中火煮 40 分钟，猪尾烂熟时，加入精盐调好口味即可。吃猪尾喝汤，每周 1 次，连服 1 个月。

功效：补益肝肾，壮骨填髓。适用治肝肾亏虚型糖尿病性阳痿患者。

◈ 姜附烧狗肉

用料：狗肉 1000 克，熟附片 30 克，生姜 150 克，葱白 50 克，精盐、鸡精、胡椒粉各适量。

制法：把狗肉清洗干净，切成小块。生姜洗净，煨熟。把熟附片装入纱袋中，扎紧袋口，放在砂锅内，加入适量的清水，炖 2 小时左右。把狗肉、生姜、葱白加入，再加适量的水，煮 2 小时左右，煮至狗肉熟烂。此时加入精盐、鸡精、胡椒粉调味即可。

功效：温补脾胃，暖肾助阳。适用于脾肾阳虚型糖尿病性阳痿患者。

◈ 枸杞子炖牛鞭

用料：枸杞子 30 克，牛鞭 1 具，生姜 5 克。

制法：把牛鞭洗净，与枸杞子、生姜一同放入锅中，隔水炖烂熟即可。吃肉喝汤。每 2～3 天吃 1 次，10 天为 1 个疗程。

功效：温肾助阳，滋肝补肾。适用于糖尿病性阳痿属肾阳虚寒者。

糖尿病并发前列腺炎患者的食疗方案

糖尿病并发前列腺炎患者饮食应遵循的原则

男性糖尿病患者容易出现前列腺炎,这是一种常被忽视的并发症。如果糖尿病患者的前列腺受到感染,就会进一步加重糖尿病病情,引起恶性循环。

前列腺炎可分为急性和慢性两种,在医治时应根据具体的症状来安排饮食。

中医学认为,此病属"精浊""劳淋"等范围,多由肾虚、膀胱气化不利或湿热下注所致,日常饮食应遵循以下几条原则:

(1)宜多饮水,以促进排尿,减少尿道刺激症状。

(2)宜多吃营养丰富的食物。

(3)忌饮酒,忌食用辛辣、刺激、油腻的食物。

调养食谱

◈ 茴香芹菜饺子

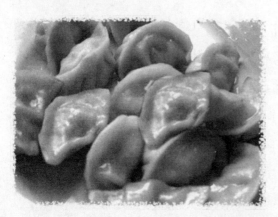

用料:茴香菜 100 克,芹菜 100 克,猪瘦肉 300 克,面粉 240 克,香油、精盐各适量。

制法:制作同家常制法。可在中午、晚上进食。

功效:舒肝理气。适

糖尿病的治疗与调养

用于糖尿病并发前列腺属肝气郁滞者。

◈ **冬瓜海米汤**

用料：冬瓜带皮 60 克，海米 10 克。

制法：把冬瓜洗净切成块，与海米一同放入锅中，加入适量的水，煮熟即可。

功效：利水消肿，生津止渴。适用于糖尿病并发前列腺炎属湿热下注者。

◈ **清炖鲤鱼汤**

用料：鲤鱼 1 条，胡椒、小茴香、葱段、姜末各适量。

制法：把鲤鱼去鳞、鳃及内脏，清洗干净，放入锅中，加入适量的水。待煮好后加入胡椒、小茴香、葱段、姜末调好味即可。

功效：清热，解毒，利尿。适用于糖尿病并发前列腺炎属湿热下注者。

◈ **猪肉白兰花汤**

用料：猪瘦肉 50 克，鲜白兰花 30 克。

制法：把猪肉洗净切成片，与白兰花一同放入锅中，加入适量的清水，煮熟即可。

功效：补益肝肾。适用于糖尿病并发急性前列腺炎患者。

◈ **红豆粥**

用料：红豆 50 克，大米 50 克。

制法：把红豆和大米同放入锅中，加入适量的水，同煮成粥即可。

功效：消水利肿，解毒利湿。适用于糖尿病并发急性前列腺炎属湿热下注者。

◈ 燕麦莲子粥

用料：燕麦、莲子各50克。

制法：把燕麦、莲子放入锅中，加入适量的水，煮成粥即可。

功效：益肾补脾。适用于糖尿病并发慢性前列腺炎患者。

◈ 羊肉山药粥

用料：羊肉100克，山药、大米各50克。

制法：把羊肉与山药分别煮至烂熟，剁成泥状。在羊肉汤中下入羊肉泥、山药泥和大米，煮成粥即可。在早、晚餐食用。

功效：补益气血。适用于糖尿病并发慢性前列腺炎属气血两虚者。

◈ 杜仲炖腰花

用料：杜仲12克，猪腰子250克，料酒、葱段、鸡精、精盐、酱油、醋、大蒜、生姜、花椒、料酒、淀粉、植物油各适量。

制法：把猪腰一剖为二，除去腰臊和筋膜，切成腰花。杜仲放入锅中，加入适量的水，煎汁50毫升。取药汁的一半与料酒、淀粉、精盐一起拌入腰花，加入酱油、醋调匀。锅置旺火上，注油烧热，下入花椒略炒，加入猪腰、葱段、姜末和余下的药汁，将炖熟时加入鸡精调好口味即可。

功效：补肾壮腰。适用于糖尿病并发慢性前列腺炎属肾气亏虚者。

◈ 猪腰煮黑豆

用料：猪腰1对，黑豆500克。

制法：猪肾去腰腺、筋膜，洗净，与黑豆一同放入锅中，加入适量的水（不可过多），煮至黑豆熟而不烂为宜。把黑豆取出用旺火微炒。食猪腰、黑豆，每天30克，15天为1个疗程。

功效：补肾益精。适用于糖尿病并发慢性前列腺炎属肾虚不固者。

◈ 荸荠生藕茅根饮

用料：荸荠、生藕、茅根各50克。

制法：把3种原料一同放入锅中，加入适量的水煮，去渣取汁。可代茶频饮。

功效：清热利湿。适用于糖尿病并发前列腺炎属湿热下注者。

糖尿病并发尿路感染患者的食疗方案

糖尿病并发尿路感染患者饮食应遵循的原则

尿路感染是糖尿病的主要并发症之一，多见于女性，这是由女性的生理结构特点所决定的。上尿路感染多为肾盂肾炎，下尿路感染多为膀胱炎或尿道炎。患者应积极防治，避免不良后果。

中医学认为,此病属"淋证"范围,多由过食肥甘、肝气郁结、脾肾两虚所致,湿热之邪蕴结下焦,使肾与膀胱气化功能失常。此类患者日常饮食应遵循以下几条原则:

(1)宜多饮水,减少细菌在尿路繁殖的机会。

(2)宜多食具有清热、利尿、解毒功效的食物,如绿豆、红豆、苦瓜等。

(3)可通过饮用米醋或矿泉水的方式来调节体内尿液的酸碱度,以达到抑制细菌繁殖的作用。

调养食谱

◈ 黄花菜木耳汤

用料:黄花菜、木耳各 200 克。

制法:把黄花菜、木耳放入锅中,加入水 3 碗,待水煮至 1 碗时即可。

功效:清热凉血,利尿消肿。适用于糖尿病并发膀胱炎属湿热内盛者。

◈ 丝瓜玉米根汤

用料:丝瓜 200 克,玉米须 120 克。

制法:把丝瓜洗净切成片。玉米须清洗干净。把两者同放入锅中,加入适量的水煎煮。可代茶饮,每天 1 剂,连饮 12 天。

功效:清热解毒,解暑通淋。适用于糖尿病并发膀胱炎属湿热内盛者。

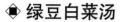

◈ 绿豆白菜汤

用料：绿豆 60 克，白菜心 3 个。

制法：把绿豆入锅煮至将熟，下入白菜心，再煮 10 分钟左右即可。饮其汁，每天 1~2 次。

功效：利水消肿，清热除烦。适用于糖尿病并发肾盂肾炎属湿热内盛者。

◈ 牛肉丸子冬瓜汤

用料：冬瓜 250 克，牛肉 100 克，葱末、姜末、酱油、香油、精盐各适量。

制法：把牛肉末用酱油、葱末、姜末调匀。冬瓜洗净切成块。锅内加水烧开，把牛肉挤成丸子下入锅中，下入冬瓜块，用精盐调好口味，待煮熟后淋入香油即可。

功效：清热解毒，利水消肿。适用于糖尿病并发肾盂肾炎属湿热者。

◈ 玉米粥

用料：玉米、精盐各适量。

制法：把玉米放入锅中，加入适量的水，煮熟后加入适量的精盐即可。

功效：利尿，降血脂。适用于糖尿病并发尿道炎属脾虚者。

◈ 二豆粥

用料：绿豆、红豆各 30 克，大米 60 克。

制法：绿豆、红豆用水泡 1 小时左右。把大米、绿豆、红豆一同放入锅中,加入适量的水煮成粥即可。

功效:利水消肿。适用于糖尿病并发肾盂肾炎。

◉ 绿豆通草小麦粥

用料:绿豆50克,小麦50克,通草5克。

制法:把通草水煎,去渣取其汁,将绿豆、小麦放入同煮成粥即可。每天早餐食用,可连服10天。

功效:清热,利湿,通淋。适用于糖尿病并发肾盂肾炎属湿热内盛者。

◉ 茅根山药红豆粥

用料:鲜茅根20克,红豆、山药各100克,大米150克。

制法:鲜茅根入锅,加入适量的水,煎汁去渣,加入大米、山药、红豆同煮成粥即可。

功效:利尿消肿,清热通淋。适用于糖尿病并发肾盂肾炎属下焦湿热者。

◉ 玉米须山药黄芪饮

用料:玉米须45克,山药15克,黄芪10克。

制法:把3种原料放入锅中,加入适量的水,煎取其汁。每天1剂,早晚服用,连服10天。

功效:利尿消肿,益气健脾。适用于糖尿病属脾肾不足者。

◉ 猕猴桃汁

用料:鲜猕猴桃250克。

制法：猕猴桃剥皮后榨汁，最好在饭前 1 小时饮用。

功效：清热利尿，生津润燥。适用于糖尿病并发肾盂肾炎属湿热下注者。

糖尿病并发性冷淡患者的食疗方案

糖尿病并发性冷淡患者饮食应遵循的原则

糖尿病并发性冷淡多发于女性患者，主要表现为月经紊乱、心烦气躁等症状。中医学认为，此病多由肾、肝、胃、脾部位引起，由消渴日久、消灼肾精、耗气伤阴、下元虚冷、寒气凝结所致。该类患者日常饮食应遵循以下两条原则：

（1）宜根据病情合理安排饮食，忌食燥热、阴寒的食物。

（2）宜适当吃些壮肾的食物，比如动物睾丸，但一次不可食用过多。

调养食谱

◈ 肉苁蓉羊肉粥

用料：羊肉 100 克，大米 100 克，肉苁蓉 15 克，葱末、姜末、精盐各适量。

制法：大米、肉苁蓉洗净。羊肉清洗干净，入锅中加水煮沸，取出后切片。将肉苁蓉、羊肉放入砂锅内，加入适量的清水，煮沸约 30 分钟，去渣留汁，加入大米、葱末、姜末、精盐，先用大火煮沸，再用中火煮至熟即可。可在早、晚餐时温热食用。

功效：温补脾肾，益气养血。适用于糖尿病性性冷淡属肾气不固者。

◈ 栗子猪肾粥

用料：鲜板栗 250 克，猪肾 1 个，大米 250 克，陈皮、花椒、精盐各适量。

制法：把鲜板栗放于通风处阴干。猪肾去筋膜，洗净，切成小块。大米、陈皮洗净。把大米、陈皮、花椒、猪肉一同放入锅中，加入清水约 2500 毫升。用中火炖成粥。待煮熟后挑出陈皮，加入精盐调味。食用时取生板栗 10 个左右，去壳食果肉，再吃 1 碗猪肾粥。1 剂可分 1 次食用。

功效：补肾健骨。适用于糖尿病并发性冷淡属肾阳不足者。

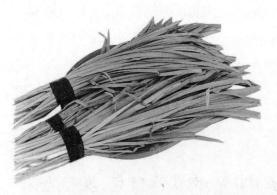

◈ 韭菜炒核桃仁

用料：韭菜 250 克，核桃仁 60 克，香油、精盐各适量。

制法：把韭菜择洗干净，切成段。锅内注油烧热，下入韭菜段、核桃仁，待炒熟时加入精盐即可。

功效：补肾益气。适用于糖尿病并发性冷淡属肾阳不足者。

◈ 枸杞子炖鸽子

用料：鸽子 1 只，枸杞子 30 克。

制法：把鸽子去内脏，清洗干净，与枸杞子一同放入砂锅中，加入适量的水，隔水炖熟即可。吃肉喝汤，隔 1 天食用 1 次，连服 7 次。

功效：补阳益气，补益肝肾。适用于糖尿病并发性冷淡患者。

◈ 海米炖豆腐

用料：豆腐 200 克，海米 15 克，葱段、姜片、精盐各适量。

制法：海米洗净。豆腐用开水焯一下捞出，切成小块，与海米、葱段、姜片一同放入锅中，加入适量的水和精盐，炖熟即可。

功效：补肾壮阳。适用于糖尿病并发性冷淡属肾阳不足者。

◈ 韭菜炒虾仁

用料：鲜虾 500 克（干品则减半），韭菜 150 克，植物油、姜片、精盐适量。

制法：鲜虾去皮，爪尾清洗干净；韭菜择洗干净，切段。锅内注油烧热，下入虾仁、韭菜段、姜片，翻炒将熟时加入精盐调味即可。

功效：补肾益气。适用于糖尿病并发性冷淡属肾阳不足者。

◈ 核桃鸭子

用料：老鸭 1 只，核桃仁 200 克，荸荠 150 克，鸡肉泥 100 克，油菜末 50 克，鸡蛋清、葱段、姜末、植物油、精盐、鸡精、

糖尿病的治疗与调养

料酒、淀粉各适量。

制法：把鸭子洗净，用开水焯一下，放入容器中，加入葱段、姜末、精盐、料酒少许，上笼蒸熟后取出，剔除鸭骨。用鸡肉泥、蛋清、淀粉、鸡精、料酒、精盐调成糊，核桃仁、荸荠剁碎，加入糊内，淋在鸭子内膛肉上。锅内注油烧热，下入鸭肉炸酥，捞出沥油，切成长块，摆入盘中，撒上油菜末即可。

功效：补肾固精。适用于糖尿病并发性冷淡属肾阳不足者。

◈ 米酒公鸡

用料：公鸡 1 只，米酒 100 毫升，植物油、精盐各适量。

制法：把公鸡清洗干净，切成块。锅内注油烧热，下入鸡块，加入少量的精盐炒熟，盛出装入大碗中，添入米酒，隔水蒸烂。可分 3 天吃完。

功效：补肾益精。适用于糖尿病并发性冷淡属肾虚精亏型。

◈ 鹿茸虫草酒

用料：鹿茸片 20 克，冬虫夏草 90 克，高粱酒 1500 毫升。

制法：把鹿茸片、冬虫夏草、放入袋中，扎紧口袋，放于容器中，加入高粱酒，密封。每天可轻摇一下，泡 10 天以上即可。可在每晚饮用 30 毫升。

功效：益精血，温肾阳。适用于糖尿病性性冷淡属肾阳虚弱者。

◈ 五子补肾酒

用料:枸杞子、覆盆子各 100 克,菟丝子、五味子、车前子各 50 克,白酒 1000 毫升。

制法:把 5 种药研成细粉状,装入纱布袋中,放入白酒中,浸泡 30 天,去渣取药酒备用。每天 1 次,每次可饮 10～20 毫升,晨起即饮。

功效:添精补髓,疏利肾气。适用于糖尿病性性冷淡属肾阳虚弱者。

糖尿病并发外阴炎患者的食疗方案

糖尿病并发外阴炎患者饮食应遵循的原则

外阴炎是女性糖尿病患者最常见的并发症之一, 这是由于糖尿病患者的血糖长期处于高水平状态,外阴皮肤经常受到尿糖液刺激,非常容易发生炎症。

中医学认为,外阴炎属于"阴痒""阴浊""带下"的范围,多由肝经湿热、肝肾阴虚、湿毒下注所致,日常饮食应遵循以下原则:

(1)饮食宜清淡,多吃清热化湿的食物,如荠菜、丝瓜等。

(2)忌油腻、刺激性食物以及带有发性的食物,如带鱼、虾等,以防生痰化热,诱发本病。

◈ **猪肝枸杞子汤**

　　用料：猪肝 125 克，枸杞子 20 克，精盐、鸡精适量。

　　制法：猪肝洗净切片，入盐调味；枸杞子洗净入锅，加入适量清水煎汤，待枸杞子熟时，把汤反复浇在装有猪肝的碗中，把猪肝烫至八成熟时加入精盐、鸡精，倒入锅中煮沸即可。空腹食用或佐餐食用。

　　功效：补肝，明目，止痒。适用于糖尿病并发外阴炎属肝肾阴虚者。

◈ **猪肝肾粥**

　　用料：猪肝 100 克，猪肾 1 个，大米 150 克，精盐、鸡精适量。

　　制法：猪肝洗净切片，猪肾去筋膜，洗净，切成块，装入碗中。大米烧成粥后，用沸粥汤反复浇在猪肝、猪肾上，直至烫至八成熟，加入精盐、鸡精调味，倒入粥中煮沸即可。

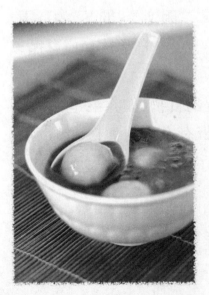

　　功效：滋补肝肾，止痒。适用于糖尿病并发外阴炎属肝肾两虚者。

◈ **糯米莲子红枣粥**

　　用料：糯米、莲子各 50 克，红枣 10 枚。

　　制法：把 3 种原料一同放入

糖尿病的治疗与调养

锅中,加入适量的水,煮熟即可。

功效:健脾利湿,清热止痒。适用于糖尿病性并发外阴炎属湿热下注者。

◈ **薏米鸡冠花粥**

用料:鸡冠花 30 克,薏米 50 克,大米 150 克,精盐、鸡精适量。

制法:鸡冠花去子洗净,薏米与大米洗净,三者同入砂锅中煲粥熟烂时,加精盐、鸡精调味即可,佐餐食用。

功效:清热利湿。适用于糖尿病并发外阴炎属湿热下注者。

◈ **乌骨鸡莲肉白果粥**

用料:乌骨鸡 1 只,莲肉 15 克,白果 6 克,大米 50 克,胡椒 30 克。

制法:乌骨鸡宰杀后去内脏,清洗干净。把莲肉、白果、胡椒研成末,塞入鸡腹中,把鸡放入砂锅内,加入大米和适量的水,慢火煮至烂熟即可。空腹食肉喝粥,每日服 2 次。隔一天再服 1 剂,服 3 ~ 5 剂。

功效:补肝,益肾,利湿。适用于糖尿病并发外阴炎属湿热下注者。

◈ **马齿苋白果鸡蛋方**

用料:马齿苋 60 克,白果仁 7 个,鸡蛋 3 个。

制法:把鸡蛋打入碗中,只取蛋清。马齿苋和白果仁混合后捣成泥状,加入鸡蛋清调匀,用刚烧开的沸水冲一下。每天空腹服用 1 剂,连服 4 剂或 5 剂为 1 个疗程。

功效:清热,解湿,止带。适用于糖尿病并发外阴炎属肝经湿热者。

◈ 蚌肉煲鸡冠花

用料:蚌肉 200 克,鸡冠花 30 克,精盐、鸡精适量。

制法:把鸡冠花洗净,加入适量的水,煎至一碗半,去渣留汁,加入鲜蚌肉煮至熟,入精盐、鸡精调味即可。饮汤食肉,每天 1 次,连食 3~5 天。

功效:祛湿止带,清热解毒。适用于糖尿病并发外阴炎属湿热下注者。

◈ 墨鱼炖猪肉

用料:鲜墨鱼 2 条,猪瘦肉 250 克,精盐适量。

制法:把鲜墨鱼洗净,与瘦猪肉一同放入锅中,加入适量的水炖熟,用精盐调好口味即可。每天食用 1 次,5 天为 1 个疗程。

功效:利湿,清肝,止痒。适用于糖尿病并发外阴炎属肝经湿热者。

◈ 土茯苓荸荠炖猪骨

用料:土茯苓片、猪骨各 500 克,荸荠 200 克,调味品适量。

制法:荸荠洗净去皮。把土茯苓片、猪骨一同放入锅中,加入适量的水同煮。去骨取汁。把荸荠加入,用小火炖 30 分钟,用调味品调好口味即可。分次食用。

功效：清热，利湿，解毒。适用于糖尿病并发外阴炎属湿热下注者。

◈ 马兰根红枣茶

用料：马兰根 20 克，红枣 10 克。

制法：把马兰根洗净后切碎，红枣切碎。把两者同放入锅中，加入适量的水，煎取其汁。可代茶频饮，每天 1 剂。

功效：清热，利湿，止痒。适用于糖尿病并发外阴炎属湿热下注者。

糖尿病的治疗与调养